Bettina M. Jasper

Das Spielebuch

Würfel, Karten, Gespräche und mehr

VINCENTZ NETWORK

Bibliografische Information der Deutschen Nationalbibliothek

Die Deutsche Nationalbibliothek verzeichnet diese Publikation in der Deutschen Nationalbibliografie; detaillierte bibliografische Daten sind im Internet über «http://dnb.d-nb.de» abrufbar.

Bildnachweis

Seite 15: © Anatolii - Fotolia.com
Seite 25: © Rita J. - Fotolia.com
Seite 39: © Natika - Fotolia.com
Seite 56: © VRD - Fotolia.com
Seite 58: © djama - Fotolia.com
Seite 63: © Schwoab - Fotolia.com
Seite 69: © Sushi King - Fotolia.com
Seite 82: © beermedia - Fotolia.com
Seite 87: © CCat82 - Fotolia.com
Seite 89: © Karin & Uwe Annas - Fotolia.com
Seite 92: © lagom - Fotolia.com
Seite 92: © Pjorg - Fotolia.com
Seite 94: © tuja66 - Fotolia.com
Seite 104: © leroy131 - Fotolia.com
Seite 107: © Dmytro Titov - Fotolia.com
Seite 112: © Xavier - Fotolia.com
Seite 116: © fotografci - Fotolia.com
Seite 121: © Marianne Mayer - Fotolia.com

Alle weiteren Bilder: © Bettina M. Jasper

Besuchen Sie uns im Internet: www.altenpflege.vincentz.net

Illustrationen, Gestaltung und Durchführung:
Spiess-Reimann-Design, Laatzen
Druck: Quensen Druck & Verlag GmbH & Co. KG, Hildesheim
ISBN 978-3-86630-236-5

Die Buch-Landkarte für das Spielebuch

Seit 2008 finden Sie in den Büchern von Vincentz Network eine solche Landkarte in Form eines Mind Maps®. Sie dient der Orientierung und stellt das Thema des Buches in einen übergeordneten Zusammenhang zur Pflege. Außerdem erklärt die Buch-Landkarte, welches Thema im aktuellen Buch behandelt wird.
Viel Spaß beim Entdecken!

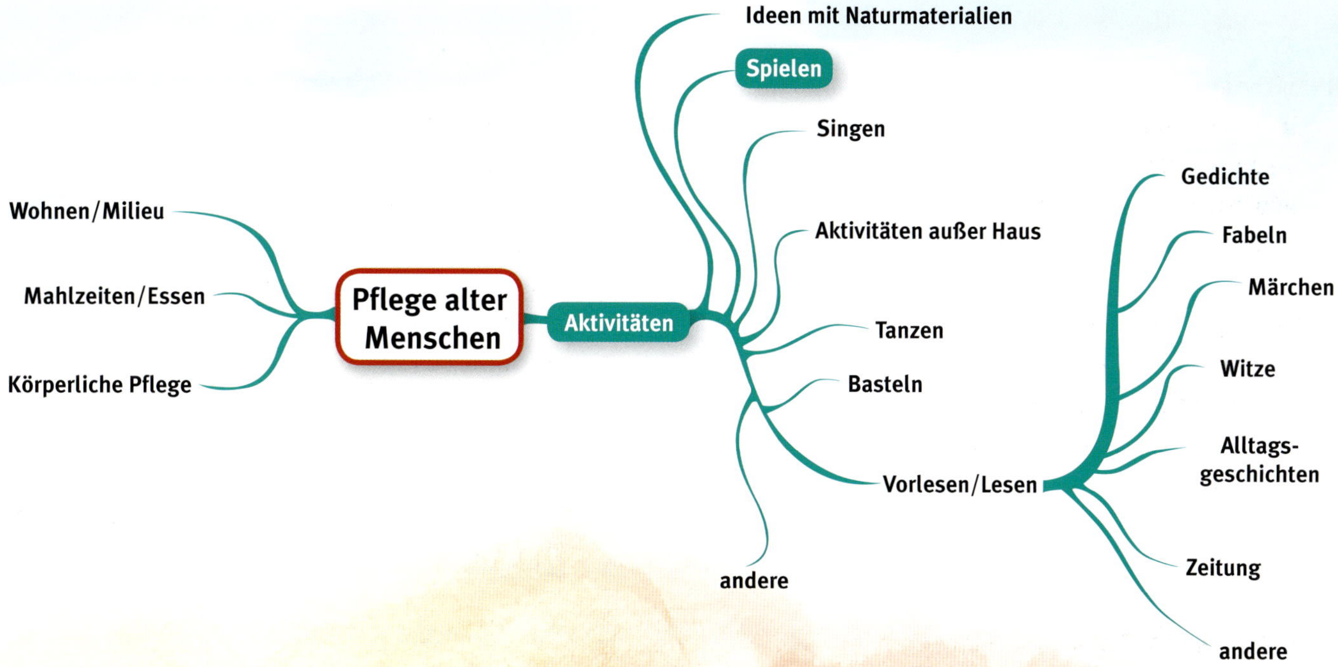

Vorwort

Lust auf Spielen? „Beim Spiel kann man einen Menschen in einer Stunde besser kennen lernen als im Gespräch in einem Jahr.“, stellte einst Platon fest.
Eingebunden in Alltagsthemen, liefert ***Das Spielebuch*** jede Woche einen Vorschlag für gesellige Spielrunden. Miteinander lachen, Freude haben, erzählen, raten, kreativ sein.
Mit Würfeln, Karten und Ideen geht es vor allem um Aktivitäten am Tisch. An Bekanntes anknüpfen, Erfahrungen einbringen und Neues erfahren – das lässt die Teilnehmenden Erfolg haben und ihre Kompetenzen spüren.
Gesprächsimpulse, Informationen und Zitate, Musikvorschläge sowie Tipps für Anleitende runden die Sammlung ab.

Es geht mir darum, das Potenzial, das in alten Menschen steckt, zu wecken und ihre Kenntnisse und Fähigkeiten, die im Pflegealltag manchmal untergehen, zum Vorschein zu bringen. So ist in den Gruppen gemeinsam oft viel Wissen vorhanden, ob aus Geografie, Biologie, Sport, Kunst, Gesellschaft oder anderen Bereichen. Nur ist es den alten Menschen häufig nicht bewusst, dass sie über solche Kenntnisse verfügen. Im Spiel und im damit verbundenen Gespräch erleben sie jedoch Wertschätzung, erfahren Neues voneinander und können außerdem so manche Information an oft junge Mitarbeiter und Alltagsbegleiterinnen weitergeben.

Ganz bewusst sind die hier im Buch dargestellten Aktivitäten nicht in erster Linie für Menschen mit demenziellen Erkrankungen gedacht, obwohl Betroffene meist ohne Probleme in die Spielsituationen einbezogen werden können. Bei all den – ohne Frage notwendigen – Angeboten für Menschen mit Demenz erscheint es mir so, als ob diejenigen, bei denen keine solche Erkrankung diagnostiziert ist, immer öfter im Pflegealltag aus dem Blick verloren werden. Deshalb tauchen hier auch kognitiv anspruchsvolle Themen und Aufgaben auf.

Wichtiges Anliegen bei der Zusammenstellung der Buchinhalte war mir, vorhandene oder leicht zu beschaffende Materialien einzusetzen. Das klassische Mensch ärgere dich nicht ist wohl in beinahe jeder Einrichtung oder sogar auf jedem Wohnbereich vorhanden, meist groß und magnetisch. Ebenso sind häufig Spielesammlungen mit Brettspielen wie Mühle, Dame usw. vorhanden mit den entsprechenden Spielsteinen und -figuren, außerdem Memoryspiele mit unterschiedlichen Themen und Motiven. Kartenspiele und Würfel sind ebenfalls in vielen Häusern und Haushalten zu finden.
Da ich selbst bei Verlagsspielen kaum einmal eine Spielanleitung lese und mich stattdessen lieber von den in der Schachtel enthaltenen Gegenständen inspirieren lasse, finde ich es einfach schade, wenn Spielbretter, -steine und -figuren oft nur nach einer – der angegebenen – Spielregel

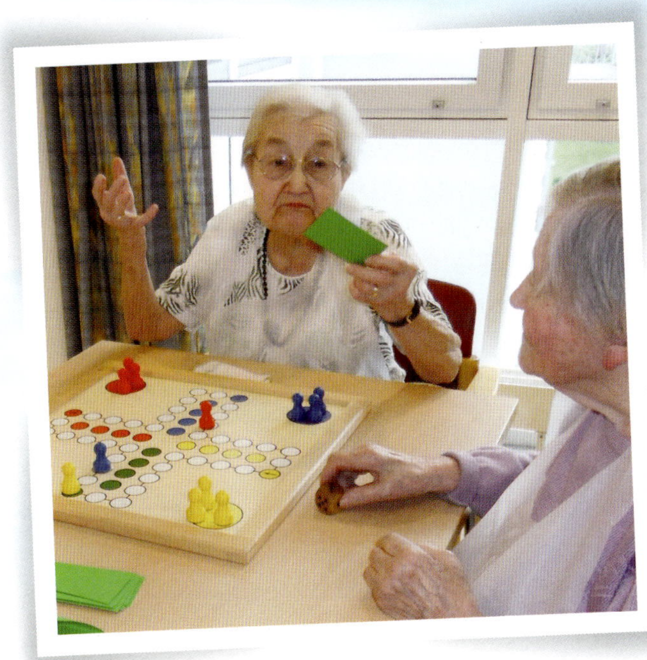

genutzt werden und ansonsten unbeachtet in ihren Kartons liegen. Also: Nur Mut, die Gegenstände einmal anders einzusetzen!
Für einige Spielvorschläge ist es nötig, Materialien selbst herzustellen, zum Beispiel Wortkarten. Zugegeben, das erscheint im ersten Moment manchmal aufwändig. Doch nach meiner Erfahrung lässt sich Vieles gemeinsam mit Bewohnerinnen und Bewohnern machen. Und zu den selbst erarbeiteten Gegenständen finden anschließend die Teilnehmenden häufig leichter einen Bezug. Sie sind mit viel mehr Eifer dabei als beim Spielen mit gekauften Materialien.

Ich wünsche mir, dass ***Das Spielebuch*** möglichst viele als Profis oder ehrenamtlich Aktivierende zu eigenen Variationen und Kreationen anregt, dass Anwendende sich trauen, eigene Ideen auszuprobieren, Vorschläge zu verändern und an die eigenen Gruppen und Situationen anzupassen.
Damit ist das vorliegende Buch viel mehr als ein normales Spielebuch. Es enthält Spiele und mehr.

Wer mich oder meine bisherigen Publikationen kennt, mag sich wundern, dass ***Das Spielebuch*** keine Bewegungsspiele enthält, zumal die Bewegung nicht nur unerlässlich im Alltag, sondern auch eines meiner Schwerpunktthemen ist. Natürlich sind mir Bewegungsangebote wichtig. Aber die sind ein ganz eigener Komplex. Und nachdem die Buchreihe „Woche für Woche aktivieren" in den letzten Jahren stetig gewachsen ist und inzwischen ein breites Spektrum an Themen und Aktivitäten von unterschiedlichen Autorinnen und Autoren abdeckt, ist ja nicht ausgeschlossen, dass eines Tages ein weiteres Bewegungsbuch erscheint ...

Bettina M. Jasper
Januar 2013

Einführung

Das Spielebuch richtet sich an alle diejenigen, die in der Betreuung und Begleitung alter Menschen tätig sind.

In jedem Kapitel wird ein Spiel beschrieben. Doch tatsächlich findet sich unter den 52 jahreszeitlich zugeordneten Abschnitten viel mehr. Die Spiele werden jeweils in einen thematischen Zusammenhang gestellt. Für die TN ergibt sich so eine ganzheitliche Aktivierung mit Spiel und Gespräch. Ein roter Faden führt durch jede Einheit.

Wie Sie ganz konkret Ihre Aktivierungseinheiten im Bereich des Spielens zusammensetzen, das bleibt Ihnen überlassen, ganz nach persönlichen Vorlieben und vor allem nach Ihren jeweiligen Rahmenbedingungen. Wählen Sie einfach das für Sie Passende aus den Vorschlägen aus.

Die 52 Kapitel folgen alle derselben Gliederung:

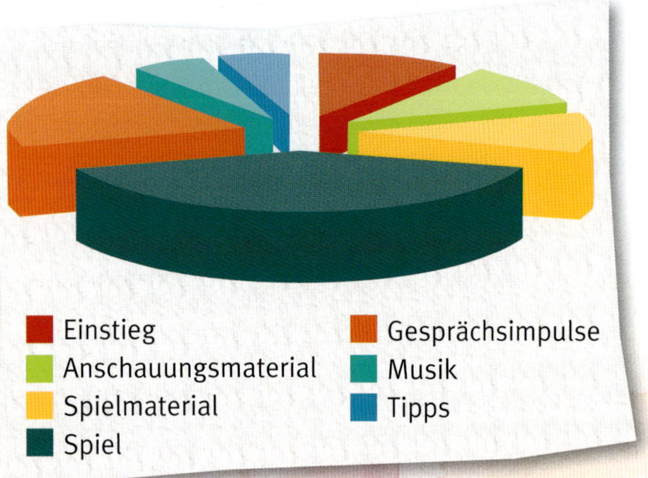

Hier einige Erläuterungen dazu.

Einstieg

Die Texte unter dieser Überschrift geben den Anleitenden eine kurze Einstimmung ins jeweilige Thema und eine Überleitung zum Spielvorschlag. Solche Überleitungen sind für alte Menschen oft wichtig, um einen roten Faden zu finden. Gleichzeitig geben sie denen, die nicht von Natur aus gern spielen, eine Möglichkeit, für sich Sinn in der gemeinsamen Aktivität zu finden.

Anzahl der Teilnehmenden

Fast immer sind die Spiele für 2 bis X Personen umsetzbar. Das heißt, sie eignen sich für die Betreuungssituation zu zweit ebenso wie für Gruppen.
Mit Gruppe sind in der Regel Kleingruppen bis ca. sechs Personen gemeint. In größeren Runden ist es natürlich möglich, mehrere Kleingruppen zu bilden.
Oft macht es Sinn, eine Gruppe in zwei oder mehrere Mannschaften einzuteilen. Näheres dazu siehe „Mannschaften", Seite 9.

Spielmaterial

Hier sind die erforderlichen Gegenstände angegeben, die für das jeweils beschriebene Spiel benötigt werden. Oft sind Alternativen möglich, z.B. kann anstelle einer Spielfigur ein Korken benutzt oder als Ersatz für einen Mühlestein ein Knopf eingesetzt werden.
Sofern Materialien eigens für ein Spiel hergestellt werden müssen, ist es häufig sinnvoll, das gemeinsam mit alten Menschen zu tun. Das müssen nicht zwingend dieselben sein, die später damit spielen. Doch wer mitgewirkt, Begriffe für Wortkarten gesucht, Karten geschrieben oder Vorlagen ausgeschnitten hat, ist meist motiviert, anschließend an der Spielerunde teilzunehmen.

Anschauungsmaterial

Die Vorschläge unter diesem Stichwort sind nur Ideen. Ein Blick in den eigenen Haushalt, in den Materialschrank der Einrichtung oder die Zimmer der Bewohnerinnen und Bewohner inspiriert zu weiteren Möglichkeiten.
Die Menge an Material sollte niemals übertrieben werden. Schließlich steht das Spielen im Mittelpunkt. Doch ist es günstig, immer ein wenig Material als Impulsgeber dabei zu haben. Etwas in die Hand nehmen und betrachten zu können, hilft dem Gespräch auf die Sprünge und unterstützt außerdem besonders demenziell erkrankte Menschen dabei, einem Thema zu folgen und sich dabei einzubringen.
Als sehr günstig hat sich erwiesen, wenn die TN eigene Gegenstände mitbringen und in der Runde vorstellen.

Das Spielebuch, Bettina M. Jasper © Vincentz Network GmbH & Co. KG, Hannover 2013, ISBN 978-3-86630-236-5

Damit kommt automatisch das Gespräch in Gang, und so können auch diejenigen etwas beitragen, die sich sprachlich nicht mehr so gut einbringen können.

Spiel

Hier werden Vorbereitung und Regeln der einzelnen Spiele dargestellt, oft mit Vorschlägen für Variationen. Wer die Regeln abändern und an die eigene Situation anpassen möchte, sollte das unbedingt tun! Näheres zum Vermitteln der Spiele siehe auch „A bis Z – Hinweise für die Praxis“, Seite 8.

Gesprächsimpulse

Damit das Spiel nicht völlig losgelöst und ausschließlich um des Spielens willen durchgeführt wird, sollte es immer in einen Sinnzusammenhang gestellt werden. Abhängig von den Rahmenbedingungen kann sich eine Kurzaktivierung mit einer einzelnen Bewohnerin in deren Zimmer ergeben, eingebunden in ein knappes Gespräch, oder ein Spielnachmittag in der Gruppe mit ausführlicher Gesprächsrunde.
Ob Sie als Anleitende nur eine Frage aus der Liste herausgreifen, alle ausführlich besprechen oder gar weitere selbst hinzufügen, entscheiden Sie je nach Situation.

Musik

Eine angenehme Ergänzung anderer Aktivitäten ist häufig Musik – ob selbst gesungene Lieder oder Klänge aus der Konserve. Das Singen von Volksliedern gehört in beinahe jeder Altenpflegeeinrichtung ohnehin zum Standardangebot. Deshalb wurde bei den Vorschlägen hier mit Absicht ein anderes Repertoire gewählt.
Das Internet macht es möglich: Wir können beinahe jeden Titel dort finden und herunterladen. Manchmal stehen alte Schlager auf der Liste, die die TN garantiert kennen und – mindestens den Refrain – mitsingen können wie „Pack die Badehose ein“ von Cornelia Froboess. Ein anderes Mal reizt vielleicht ein der älteren Generation eher fremder Titel „Ich will jetzt gleich König sein“ aus dem Musical „König der Löwen“.
Musik ist für die Gestaltung der Spieleinheiten nicht zwingend, sondern lediglich begleitendes Element, das eher bei längeren Zusammentreffen zum Einsatz kommt. Es gibt auch Themen, die ohne Musikvorschläge auskommen. Und wenn die Gruppe selbst ein bekanntes Volkslied anstimmt, ist das natürlich immer sinnvoll.
Alternativ zur Musik lassen sich auch Gedichte als Einstimmung in ein Thema einsetzen. Zahlreiche Texte sind zu finden in ***Das Gedichtebuch***[1].

Sprüche

Unter dieser Überschrift sind Zitate verschiedenster Persönlichkeiten aufgeführt. Stellen Sie einfach die eine oder andere Äußerung aus dieser Zusammenstellung in der Gruppe zur Diskussion. Denken die TN genauso wie der Urheber oder die Urheberin der jeweiligen Aussage? Können sie das Gesagte aus Erfahrung unterstützen? Gibt es Widerspruch? Kennen die TN die Persönlichkeit, die sich zum Thema geäußert hat? Hätten sie der Person die Aussage zugetraut oder sind sie eher davon überrascht?

Tipps

Die Hinweise für Sie als Anleitende beziehen sich zum Teil ausdrücklich auf das in diesem Kapitel dargestellte Thema. Zum Teil sind die Tipps aber auch übertragbar auf andere Spiele. Wenn es z.B. darum geht, Spielpläne zu laminieren oder wenn die Empfehlung lautet, Spielverläufe und -ergebnisse für alle TN sichtbar zu machen, eine Tafel oder ein Flipchart dafür zu benutzen, dann gilt das in gleicher Weise bei vielen anderen Spielen.
Also die Tipps ruhig mal „querlesen“ und nicht nur zum jeweiligen Thema!

[1] FIEDLER, Petra: Das Gedichtebuch. Vincentz Network, Hannover 2008

A bis Z – Hinweise für die Praxis

Abkürzungen

Im folgenden Text tauchen regelmäßig zwei Abkürzungen auf:

- SL = Spielleitung.
  Das kann jede Person mit beliebiger Qualifikation sein, die die Spielgruppe anleitet – hauptberufliche Mitarbeiterinnen und Mitarbeiter ebenso wie ehrenamtlich Tätige.
- TN = Teilnehmerin bzw. Teilnehmer.
  Damit sind vorrangig Bewohnerinnen und Bewohner im Pflegeheim gemeint. Selbstverständlich können aber auch alte Menschen andernorts – im betreuten Wohnen, in der Tagespflege usw. spielen und so die TN sein.

Anschauungsmaterial

Passend ausgewählt, dekorativ präsentiert und gezielt eingesetzt, gibt Anschauungsmaterial wichtige Impulse, um ins Gespräch zu kommen. Ob gleich zu Beginn als Raumdekoration aufgebaut oder erst nach und nach hervorgeholt, stimulieren thematisch passende Gegenstände die Wahrnehmung. Gleichzeitig verschaffen sie denjenigen einen Zugang zum Thema, die die Wortbedeutung nicht mehr verstehen.

Das Material muss nicht zwingend von der SL kommen. Oft haben die TN Dinge in ihrem Besitz, die in einer Spielrunde zu neuen Ehren kommen: ein paar alte Münzen, ein eleganter Hut, besondere Bierdeckel, eine Ansichtskarte von weither ... motivieren ihre Besitzer, zum jeweiligen Thema ihren ganz persönlichen Beitrag zu leisten.

Sparsam mit Anschauungsmaterial umgehen, keine Warenausstellung veranstalten!

Beispiele

Geben Sie bei einem neuen Spiel selbst ein Beispiel. Starten Sie, machen Sie den ersten Zug. Das erleichtert den TN das Verstehen und erspart oft stundenlanges Erklären.

Bewegung

Bevor Sie ein neues Spiel erklären, ist es immer sinnvoll, die Hirndurchblutung der TN mit ein paar Bewegungsübungen in Schwung zu bringen. Der Fußweg zum Aktivierungsraum, ein paar Fingerübungen, ein kurzes Ballspiel ... sind nur einige Möglichkeiten. So vorbereitet, werden die Spielregeln leichter aufgenommen und besser behalten.

Ende

Definieren Sie klar, wann das Spiel endet. Dazu gibt es unterschiedliche Möglichkeiten, z.B.

- die Spielfigur ist am Ziel (bei nur EINER Spielfigur für die gesamte Gruppe).
- die erste Spielfigur ist am Ziel (bei einer Figur je TN).
- die vorgegebene Zeit ist abgelaufen (Kurzzeitwecker stellen!).
- das Material ist verbraucht, das heißt alle Karten sind vergeben oder bearbeitet usw.
- die Aufgabe wurde x-mal (Anzahl vorher festlegen) erfolgreich gelöst.
- ...

Vermeiden: So lange spielen, bis am Ende nur noch ein Verlierer übrig bleibt!

Kündigen Sie das bevorstehende Spielende kurz vorher an, damit sich alle darauf einstellen können und nicht abrupt Schluss ist: ... noch eine Runde, ... noch drei Minuten ...

Entscheidungen

Überlassen Sie den TN so viele Entscheidungen wie möglich: Wer will anfangen? Wer möchte die rote Spielfigur, wer die blaue? usw. anstatt alles selbst festzulegen oder Material einfach zu verteilen.

Fragen

Oberstes Gebot für SL: Niemanden bloßstellen! Deshalb sollten Sie Wissensfragen nur an eine Gruppe im Allgemeinen stellen, nicht gezielt an eine Einzelperson. Formulieren Sie außerdem so, dass die Antwort „Ja“ oder „Nein“ lauten kann, aber nie „weiß ich nicht“ erzwingt. Also z.B.: „Kennt jemand diesen Gegenstand?“ bei der Betrachtung eines Bildes anstatt „Was ist das?“

Eine andere Möglichkeit ist, Auswahlantworten zu liefern: „Denken Sie, es ist eher X oder eher Y?“

Gewinnen

Sich miteinander zu vergleichen, gehört zu den natürlichen Verhaltensweisen des Menschen. Das gilt auch im hohen Alter! Deshalb sollten Sie im Spiel gelegentlich Möglichkeiten dazu anbieten. Wichtig ist jedoch, dabei ein paar Regeln zu beachten:

- Keinen Vergleich zwischen Einzelpersonen, sondern stattdessen zwischen Mannschaften oder Paaren initiieren.
- Immer wechselnde Kriterien setzen, damit unterschiedliche TN die Chance zum Gewinnen haben.
- Spiele so beenden, dass **ein** TN, **ein** Paar oder **eine** Mannschaft gewinnt und die Übrigen gemeinsam verlieren. In der Gruppe ist das Verlieren kein Problem. Jedoch niemals bis zu einem Ende spielen bei dem eine einzelne Person verliert!

Gespräche

Für Spielbegeisterte, die sich regelmäßig zum Mensch ärgere dich nicht, Skat, Schach oder einem anderen Gesellschaftsspiel treffen, sind Gespräche überflüssig. Doch Spielemuffeln, die solch unbeschwertes und zweckfreies Tun früher nie erlebt haben, hilft ein begleitendes Gespräch, das Spielen auf einem Umweg neu für sich zu entdecken.

Glück

Zum Spielen gehört Glück. Bauen Sie zum Entschärfen von Konkurrenzdenken und Leistungsdruck die Faktoren „Zufall" und „Glück" ein. Würfelglück, per Zufall gezogene Karten, Joker, geschenkte Punkte usw. geben allen TN gleiche Chancen.

Ideen

Wer regelmäßig mit diesem Spielebuch arbeitet, wird feststellen, dass nach und nach die TN anfangen, eigene Ideen für Spiele oder neue Regeln für bekanntes Material zu entwickeln. Greifen Sie diese auf!

Kostüm

Bei besonderen Anlässen erhält eine Spielrunde ganz spezielle Atmosphäre, wenn sich die SL zum Thema passend kleidet, und das nicht nur zur Fastnachtszeit. Erscheint die SL mit einer prachtvollen Kopfbedeckung, unterstützt sie das Einfühlen ins Thema „Hüte". Eine Imkerhaube, wenn es um Bienen geht, maritime Kleidung zum Thema „Schiffe" oder ein Trikot beim „Fußball" geben der Spielveranstaltung eine besondere Note.

Laminieren

Für eine Reihe von Spielen sind selbst zu erstellende, einfache Spielpläne, -bretter oder -zettel nötig. Werden diese häufiger eingesetzt, lohnt es sich, diese zu laminieren. Dann können sie mit Boardmarkern oder wasserlöslichen Filzstiften beschriftet und immer wieder verwendet werden. Außerdem lassen sie sich hygienisch einwandfrei reinigen. Achtung: Bei Laminaten immer die Ecken abrunden! Verletzungsgefahr.

Mannschaften

Die Zusammensetzung von Mannschaften sollten Sie bei einer bekannten Gruppe nur dann dem Zufall überlassen, wenn die TN in ihren Fähigkeiten ähnlich einzuschätzen sind. Da jedoch meistens eher gemischte Gruppen zusammenkommen, in der Regel lenkend eingreifen, möglichst vor Beginn der Veranstaltung überlegen, wer miteinander spielen soll, welche TN sich gut ergänzen.

Mitspielen

Ob Sie als SL mitspielen oder nicht, sollten Sie von der Situation abhängig machen. Das Mitspielen unterstützt eine partnerschaftliche Atmosphäre. Gleichzeitig erschwert es aber die Unterstützung der TN, die allein nicht zurechtkommen.
Bei Gruppenspielen ist es oft günstig, eine TN auszuwählen, die womöglich Unterstützung benötigt. Um ihr das nicht zu zeigen und ihr Kompetenzgefühl zu geben, bitten Sie diese TN, gemeinsam mit Ihnen zu spielen und den anderen das Spiel so zu erklären.

Musik

Ihr Einsatz ist keineswegs zwingend, aber manchmal bereichernd. Wagen Sie doch mal, einen aktuellen Song einzusetzen. Texte sind problemlos im Internet zu finden. Und so gern die meisten TN singen, vielleicht mögen sie gelegentlich mal einfach nur zuhören und sich bewusst mit einem Text beschäftigen. Hier sind bei einigen Themen unter den Musikvorschlägen u. A. Kinderlieder aufgeführt. Diese unbedingt bei der Ankündigung so titulieren und nicht einfach kommentarlos mit erwachsenen Menschen solche Lieder singen! Das könnten die TN missverstehen. Erläutern Sie dagegen: „Zu dem Thema fällt mir ein Kinderlied ein – „....“. Haben Sie das als Kind auch gesungen?“, dann sprechen Sie die TN ihrem Alter gemäß an.

Paare

Wer zum ersten Mal an einer Spielrunde teilnimmt und dieser Aktivität noch zögerlich gegenübersteht, spielt anfangs manchmal gern gemeinsam mit einem erfahrenen TN. Gemeinsam beraten dann beide über Spielzüge, um bei einem nächsten Durchgang oder einem anderen Treffen mit mehr Selbstsicherheit ans Spiel zu gehen.

Proberunde

Starten Sie mit einer offenen Proberunde, bei der alle die Spielzüge gemeinsam vollziehen, besprechen und erklären. Das schafft Klarheit für alle und vermeidet Missverständnisse.

Regeln

Stellen Sie Spielregeln erst nach und nach auf. Probieren Sie im offenen Spiel zunächst die Vorgaben gemeinsam aus. Geben Sie Beispiele. Klären Sie zu Beginn z.B.: Gibt es für die Figur nur eine Laufrichtung oder kann von Fall zu Fall gewechselt werden? Gilt der Wurf, wenn ein Würfel „brennt“? ... Achten Sie darauf, dass aufgestellte Regeln verbindlich von allen eingehalten werden.
Legen Sie Wert auf Eindeutigkeit und Gleichbehandlung aller TN. Setzen Sie sich über „offizielle“ Spielregeln hinweg. Machen Sie eigene, die zu Ihrer Gruppe passen!

Schreiben

Bei einigen Spielen ist es nötig, dass die TN etwas aufschreiben oder auf einem Spielzettel markieren. Erleichtern Sie das den TN mit motorischen Einschränkungen, indem Sie leicht gleitende Stifte benutzen (dicke Faserschreiber) und die Spielzettel mit Klebeband auf der Tischplatte befestigen. Dann ist das Schreiben auch einhändig möglich.

Spielfiguren

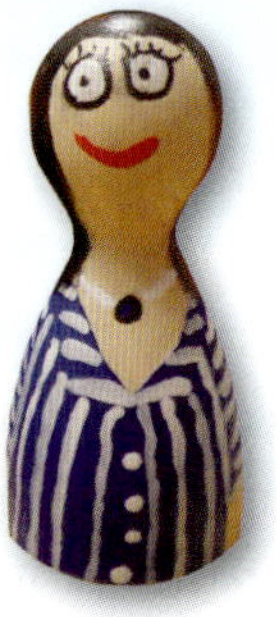

Ist je TN eine Figur im Spiel, fällt es alten Menschen oft schwer, sich daran zu erinnern, welche die eigene ist. Erleichtern Sie ihnen, sich das zu merken, indem Sie z.B.

- jedem TN ein Haargummi in gleicher Farbe als Ring an einen Finger stecken lassen.
- einen Trinkbecher, einen kleinen Ball, eine Karte oder ein anderes Erkennungsmerkmal in gleicher Farbe an den Platz legen.
- Setzkastenteile als Spielfiguren nutzen, die thematisch mit den Interessen der TN zu tun haben – eine Gießkanne für den Hobbygärtner, einen Kochtopf für die Hausfrau oder einen Hund für den Dackelfreund.
- selbst Spielfiguren individuell bemalen. Dazu Rohlinge kaufen oder Sektkorken nehmen und mit Lackfarben gestalten.
- den unterschiedlichen Figuren klangvolle Namen geben.

Tafel

Machen Sie Spielverläufe und -ergebnisse für alle TN sichtbar. Notieren Sie Punkte nachvollziehbar an einer Tafel, einem Flipchart oder auf einem großen Plakat, das Sie an die Wand kleben oder in die Tischmitte legen.
Kleine, tragbare Tafeln gibt es oft günstig bei Discountern zu kaufen. Die lassen sich mit Boardmarkern beschriften und trocken auslöschen.

Themen

Situations- und zielabhängig Spiele in ein Thema einbetten. So kann ein sonst womöglich kindisch oder albern erscheinendes Spiel plötzlich für Erwachsene spannend und

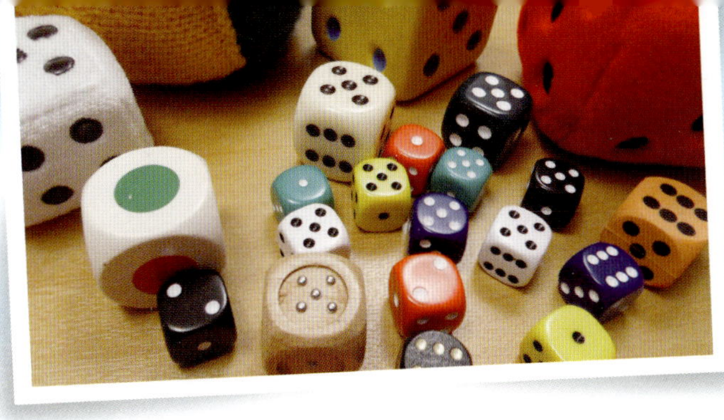

sinnvoll sein. Dadurch entstehen Gespräche, und womöglich werden neue Interessen geweckt.

Tisch

Ein runder Tisch ist zum Spielen besser als ein eckiger, ein quadratischer oder sechseckiger besser als ein rechteckiger.

Unterlage

Wird in einer größeren Runde gespielt, ist es meist günstig, das Material – Spielbrett, Karten o.Ä. – auf einer verschiebbaren Unterlage auszubreiten. Die kann dann umhergeschoben werden. Alle TN sehen den Spielplan und können ihre Züge selbst ausführen.

Ein großes Brett, ein drehbarer Käseteller oder ein fester Karton eignen sich für diesen Zweck.

Sind in der Spielrunde Menschen mit Hörhilfen dabei, sollte nach Möglichkeit auf einer schallschluckenden Unterlage, z.B. Mousepad, gewürfelt werden.

Unterlagen zum Spielen sollten immer einfarbig sein. Muster oder Beschriftungen lenken vom Spielmaterial ab!

Verlieren

Immer nur Mannschaften, Gruppen oder Paare verlieren lassen, keine Einzelpersonen. Siehe „Gewinnen".

Wahrnehmen

Geben Sie den TN bei Spielbeginn immer ausreichend Gelegenheit, mit dem Spielmaterial vertraut zu werden. Lassen Sie die Gegenstände, die zum Einsatz kommen, ansehen, betasten, erkennen, die TN damit experimentieren ... Schätzfragen, z.B. nach Größe, Gewicht usw., regen zur Auseinandersetzung mit dem Material an und lassen die TN vertraut werden im Umgang damit.

Wiederholen

Lassen Sie mehrere Durchgänge derselben Spielversion zu. Der Spaß am Spielen kommt häufig erst bei der Wiederholung, wenn alle Regeln klar und Handlungsabläufe vertraut sind. Dann können sich alle der reinen Spielfreude hingeben!

Würfel

Für die meisten Spielvorschläge werden Augen- oder Farbenwürfel benötigt. Für Spiele am Tisch genügen häufig „normale" Würfelgrößen mit ca. 16 bis 20 Millimeter Kantenlänge. Die lassen sich leichter handhaben als größere Exemplare. Gerade bei den Augenwürfeln ist für die TN dann die Wiedererkennung gegeben, denn das ist die Größe, die viele von früher aus Brett- oder Knobelspielen kennen.

Die Augen nicht erkennen zu können, erklären TN häufig zunächst als Schutzbehauptung. Bei näherem Hinsehen kommen viele erfahrungsgemäß gut mit den vertrauten Würfeln zurecht. Für alle Anderen gibt es größere Exemplare, auch mit tastbaren Punkten. Gestrickte Würfel lassen sich an die Farbkombinationen anpassen, die im Spiel benötigt werden.

Wer motorisch nicht mehr in der Lage ist, zwei oder mehr Würfel gleichzeitig zu handhaben, sollte es mit einem Knobelbecher probieren.

In vielen Spielsituationen hat sich ein Würfel im Glas[2] nach einer Idee von Petra Fiedler bewährt. Dazu einfach einen Würfel in ein Marmeladenglas, möglichst mit buntem Schraubdeckel, füllen. Das Glas schütteln und die Augenzahl ablesen.

Zeit

Legen Sie zu Beginn fest, wie lange gespielt wird. Das erleichtert Ihr eigenes Zeitmanagement und kommt meist gleichzeitig dem Bedürfnis der TN entgegen.

Ist die Dauer eines Spiels schwierig abzuschätzen, können das Vereinbaren einer „Endzeit" und das Signal eines Kurzzeitweckers für alle TN Klarheit schaffen. „Wir spielen, bis nach 20 Minuten der Wecker klingelt. Dann wird ausgewertet."

Zitate

Die in den Kapiteln aufgeführten Zitate geben Impulse, um miteinander ins Gespräch zu kommen, sich auseinanderzusetzen. So lernen die TN sich besser kennen, erfahren gegenseitig ihre Haltungen und Meinungen.

[2] FIEDLER, Petra: www.vertellekes.com

Inhaltsverzeichnis

* die beweglichen Feste wie Karneval, Ostern und Pfingsten wurden einer bestimmten Woche zugeordnet

  ISBN 978-3-86630-236-5

Kalenderwoche		Seite

Glück Würfel-Bingo

Einstieg

Zum Jahresbeginn wünschen Menschen einander Glück für die bevorstehenden 365 Tage.
Hier geht es ums Glück beim Spielen. Doch das ist sicher nur eine Form von Glück.
Im Gespräch macht sich die Runde Gedanken darüber, was für die Einzelnen Glück bedeutet.

Anzahl der Teilnehmenden

Ab 2 Spieler.

Spielmaterial

- Papier – 1 Blatt je TN und Spielrunde (vorbereitet von der SL oder von den TN selbst zu erstellen) oder
- 1 laminierte Rastertafel mit 4 x 4 Feldern.
- Stifte – beim Spielen mit laminierten Rastertafeln wasserlösliche Filzstifte und feuchte Tücher zum Abwischen.
- Chips (Flaschen-Schraubdeckel, Knöpfe oder Geldstücke), 12 Stück je Person.
- 2 Augenwürfel.

Anschauungsmaterial

Glückssymbole wie

- vierblätteriges Kleeblatt.
- Hufeisen.
- Schwein.
- Pfennig.
- Schornsteinfeger.

Spiel Würfel-Bingo

Vorbereitung:

Alle Spieler stellen ihren eigenen Spielplan her. Dazu zeichnet jeder TN ein Quadrat mit 16 Feldern auf. In jedes dieser Felder wird eine beliebige Zahl zwischen 2 und 12 eingetragen. Jede Zahl kann beliebig oft vorkommen.
Den Spielplan haben alle TN offen vor sich liegen.
Jeder TN erhält 12 Chips (Flaschen-Schraubdeckel, Knöpfe oder Geldstücke) zum Abdecken der Felder.

Regel:

Reihum mit beiden Würfeln gleichzeitig würfeln. Die Augen beider Würfel addieren.
Die entsprechende Zahl auf dem eigenen Spielfeld abdecken, sofern sie dort vorhanden und noch offen ist. Fällt also zum Beispiel eine 3 und eine 4, so ist eine 7 mit einem Chip zu belegen.
Ist keine 7 vorhanden oder keine mehr frei, so ist der nächste TN an der Reihe.

Wem gelingt es zuerst, 4 Felder in einer Reihe – waagerecht, senkrecht oder diagonal – zuzudecken?
Wer eine Reihe erwürfelt hat, ruft laut „Bingo“ und ist Sieger dieser Spielrunde.

Gesprächsimpulse

- Was bedeutet für Sie Glück?
- Haben Sie schon einmal ein Glückssymbol verschenkt oder selbst eines erhalten? Welches?
- Womit haben Sie in letzter Zeit mal „Schwein gehabt“?
- Wem wünschen Sie Glück? Wobei?

Musik

Adamo: Ein kleines Glück.

Spruch

Viele Menschen versäumen das kleine Glück, während sie auf das große vergebens warten.
Pearl S. Buck (US-amerikanische Schriftstellerin und Literaturnobelpreisträgerin, 1892–1973).

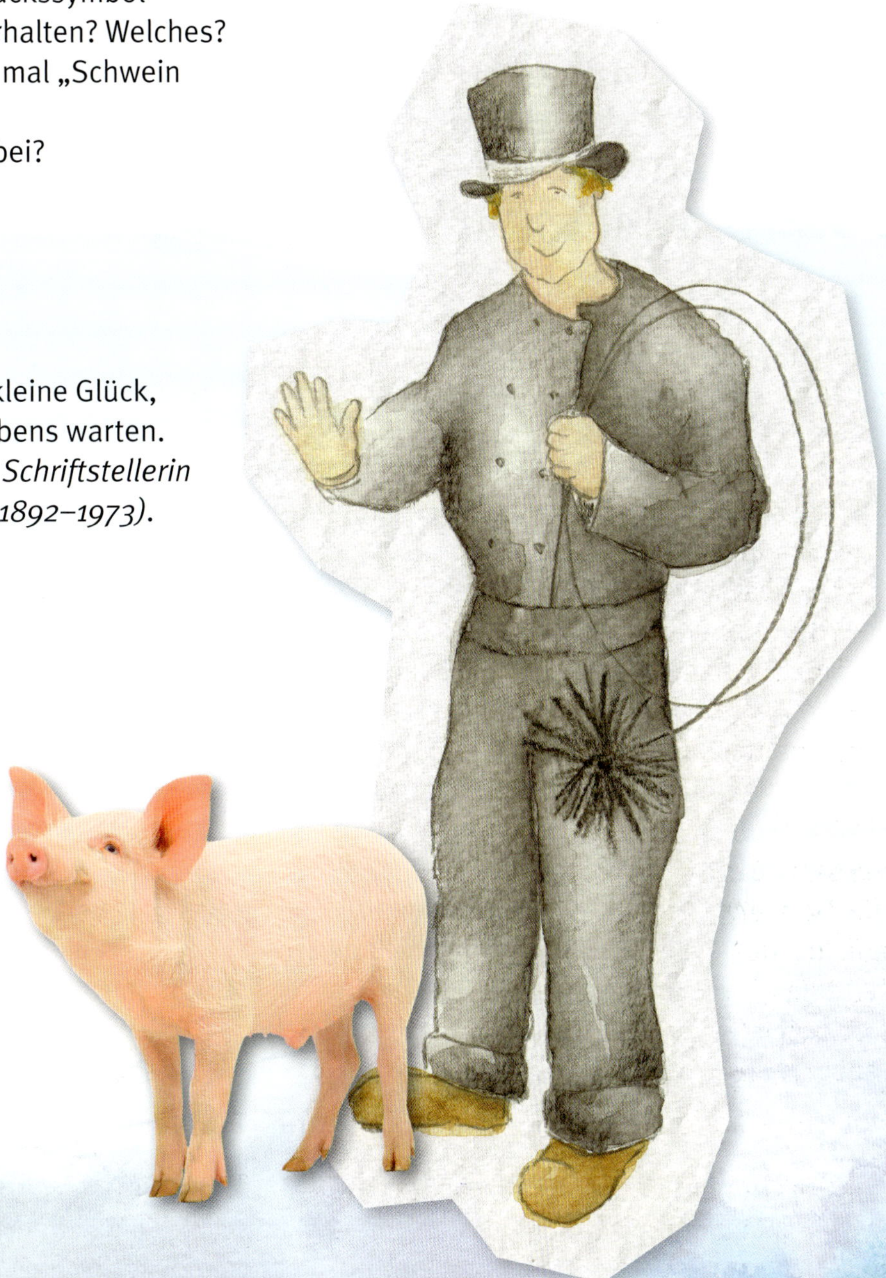

Tipp:

Wer Spielpläne mehrfach verwenden will, laminiert die Vorlagen und nutzt zum Beschriften wasserlösliche Folienstifte. Die Schrift lässt sich dann mit einem feuchten Lappen abwischen, und das Material kann immer wieder genutzt werden.

Günstig ist, Spielpläne auf gelbes Papier aufzuzeichnen und sie schwarz zu beschriften. Dann sind die Zeichen besonders gut lesbar.

Kalender Monats-Karten

Einstieg

Zum Jahreswechsel müssen Daten in den neuen Kalender übertragen und persönliche Fixpunkte markiert werden. Egal, wie das Kalendarium aufgeteilt ist, die Orientierung am Jahreslauf mit den zwölf Monaten ist unumgänglich. Warum nicht mal mit einem Spiel auf das Bevorstehende einstimmen?

Anzahl der Teilnehmenden

Ab 2 Spieler.

Spielmaterial

- 1 Satz Zahlenkarten von 1 bis 12.
- 2 Augenwürfel.
- Bild- und/oder Wortkarten, selbst hergestellt – eventuell auch in einer vorbereitenden Bastelrunde mit den künftigen TN (siehe Tipp).
  Pro Monat sollten 3–5 Karten vorhanden sein. Die Abbildungen oder Begriffe auf den Karten haben Bezug zum jeweiligen Monat. So gehören Begriffe wie „Heilige drei Könige“ und „Neujahr“ eindeutig zum Januar. Der „Valentinstag“ ist im Februar verankert und „Allerheiligen“ im November. Das Foto oder die Zeichnung mit einem Adventskranz-Motiv ist eindeutig dem Dezember zuzuordnen.
  Nicht alle Motive oder Begriffe lassen sich so klar in einem bestimmten Monat unterbringen. Ein Schneemann oder ein Schwimmring – egal ob als Wort- oder als Bildkarte – kann zu unterschiedlichen Monaten gehören, ebenso bewegliche Feste. Was akzeptiert wird, entscheidet nach Diskussion die Gruppe. Solche Gespräche sind beabsichtigter Bestandteil des Spiels.

Vorschläge für die Bild- bzw. Wortkarten zur Auswahl:
Januar: Neujahr, Heilige Drei Könige, Feuerwerkskörper, Schornsteinfeger.
Februar: Fastnacht/Karneval, Fastnachtskostüm, Valentinstag, Schneemann.
März: Frühbeet, Hausputz, Frühlingsanfang, Schneeglöckchen.
April: Osterei, Osterglocke, Gründonnerstag, Walpurgisnacht.
Mai: Maibaum, Waldmeisterbowle, Muttertag, Eisheilige.
Juni: Erdbeeren, Kirschen, Mittsommer, Siebenschläfertag.
Juli: Heuernte, Ferienzeit, Schwimmbad, US-amerikanischer Unabhängigkeitstag.
August: Männername, Getreideernte, Schäferlauf, Mariä Himmelfahrt.
September: Kartoffelernte, Äpfel, Kürbis, Herbstanfang.
Oktober: Tag der Deutschen Einheit, Reformationstag, Erntedank, Weinlese.
November: Allerheiligen, Martinsgans, Buß- und Bettag, Grau.
Dezember: Winteranfang, Adventskranz, Nikolaus, Weihnachten.

Tipp:

Die Wort- und Bildkarten können gemeinsam mit einer Gruppe erstellt werden. Ist das beabsichtigt, einfach eine Spielrunde nur mit den Zahlenkarten 1 bis 12 initiieren. Dann werden nur die Zahlenkarten erwürfelt und umgedreht. Dabei zu jedem Monat passende Begriffe sammeln.

Die Bild- und Wortkarten entsprechend den gefundenen Begriffen direkt anschließend oder in einer weiteren Zusammenkunft herstellen.

Anschauungsmaterial

Verschiedene Kalender zum

- Aufhängen, Aufstellen, Abreißen, Umstecken ...
- Taschenkalender, Tischkalender, Wandkalender ...
- Terminkalender, Geburtstagskalender, Mondkalender ...

Spiel **Monats-Karten**

Vorbereitung:

Zahlenkarten in Folge in der Tischmitte offen auslegen.
Bild- und/oder Wortkarten gut gemischt kreuz und quer um die Zahlen 1–12 herum verteilen, ebenfalls offen.

Regel:

Reihum würfeln, wahlweise mit einem oder beiden Augenwürfeln. Wer an der Reihe ist, entscheidet jeweils vor dem eigenen Wurf, ob ein oder zwei Würfel zum Einsatz kommen. Wird mit beiden gewürfelt, müssen die Augenzahlen addiert werden. Die gewürfelte Zahl steht jeweils für einen Monat – die Eins für den Januar, die Fünf für den Mai und die Zwölf für Dezember.
Ist so der Monat bestimmt, geht es an die Suche nach einer passenden Bild- oder Wortkarte. Wer eine findet, dreht sie um und lässt sie verdeckt auf dem Tisch liegen. Das Vorrecht bei der Suche liegt immer bei der Person, die gewürfelt hat. Gibt sie die Suche frei, können alle anderen in Aktion treten. Liegt zum erwürfelten Monat keine passende Karte mehr offen, wird schließlich die Zahlenkarte umgedreht. Danach kann diesem Monat keine Karte mehr zugeordnet werden. Wird der Monat noch einmal gewürfelt, geht die Runde gleich beim nächsten TN mit dem nächsten Wurf weiter.
Das Spiel endet, sobald alle Karten verdeckt auf dem Tisch liegen.

Variation:

Wie oben, aber alle TN sammeln jeweils ihre erwürfelten Karten. Wer hat am Ende die meisten?

Gesprächsimpulse

- Haben Sie heute schon auf einen Kalender geschaut? War der aktuelle Tag markiert?
- Tragen Sie Wichtiges in einen Kalender ein?
- Wo befindet sich der Kalender, an dem Sie sich orientieren?
- Welche Motive mögen Sie am liebsten bei einem Bildkalender?
- Glauben Sie an Kalendersprüche und Bauernregeln?

Musik

Franz Grothe (Komponist, 1908–1982):
Kalenderlied „Kalender, Kalender, du bist ja schon so dünn“.

Sprüche

Die Kalendermacher machen die Kalender, aber Gott macht das Wetter.
Julius Wilhelm Zincgref (Deutscher Lyriker, 1591–1635).

Kümmern wir uns um das Heute – Gott wird sich um das Morgen kümmern.
Gorch Fock (Deutscher Schriftsteller und Namensgeber zweier Segelschulschiffe, 1880–1916).

Wohnen Hausrallye

Einstieg

Die Wohnumgebung wird immer wichtiger, je mehr wir uns im Haus aufhalten. Das ist meist mit zunehmendem Lebensalter der Fall, wenn das Rausgehen beschwerlicher wird. Und im Winter bleiben alle Altersgruppen mehr drinnen und genießen Gemütlichkeit und Wärme, wenn es draußen kalt und unbehaglich ist.
Ein Grund mehr, sich die eigene Wohnumgebung – ob Pflegeheim, Tagespflegeeinrichtung oder betreutes Wohnen – genauer anzusehen. Allzu oft wird das, was uns täglich umgibt, nicht mehr wirklich wahrgenommen. Eine Hausrallye ist eine gute Möglichkeit, um eigentlich Vertrautes in Erinnerung zu rufen oder die Augen zu öffnen für bisher übersehene Einzelheiten.

Anzahl der Teilnehmenden

Ab 2 Spieler, möglichst in Mannschaften – Paare oder kleine Gruppen.
Je nach Mobilität und kognitiven Fähigkeiten der TN sind entsprechend viele Begleitpersonen nötig.

Spielmaterial

- Je TN 1 Laufzettel mit vorbereiteten Fragen bzw. Aufgaben.
- Stifte.
- Schreibunterlagen.

Anschauungsmaterial

- Hausprospekt.
- Fotos von speziellen Räumen, Ecken, Dekorationen ...

Spiel Hausrallye

Vorbereitung:

Alle Mitarbeiterinnen im Haus über das Vorhaben und den genauen Termin informieren, damit sie darauf vorbereitet sind, die Fragen der Bewohner zu beantworten und Unterstützung zu geben.
Kleingruppen einteilen oder Paare bilden. Zwei Bewohner können ebenso ein Paar bilden wie eine Bewohnerin mit einer Begleitperson. Unterschiedliche Startpunkte vereinbaren, damit nicht alle TN mit derselben Frage oder Aufgabe beginnen.
Zeitrahmen verabreden.
Wann spätestens sollen sich alle wieder am Startpunkt einfinden, auch wenn sie nicht alle Aufgaben lösen konnten?

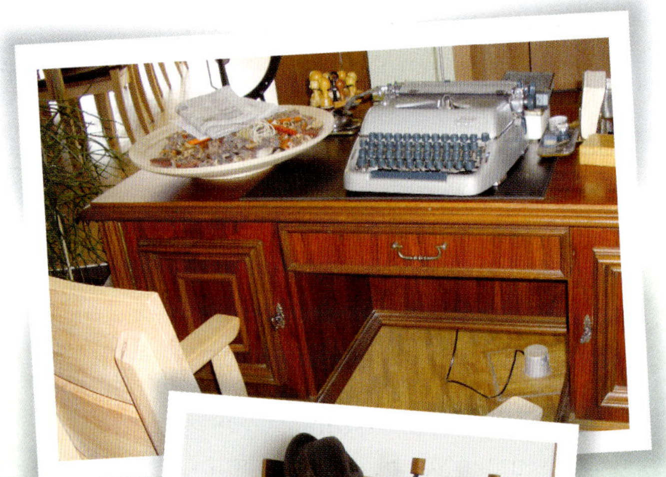

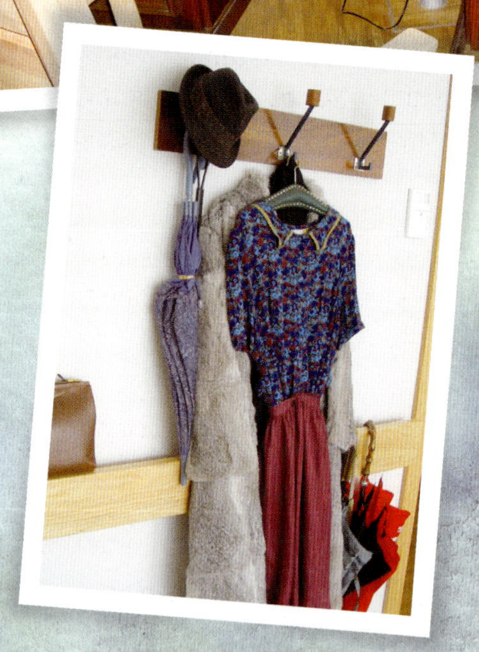

Rallye-Laufzettel:
Die Rallye kann durchs gesamte Haus gehen oder nur über einen einzelnen Wohnbereich. Beispiele für Fragen und Aufgaben

- Von welchem Maler stammt das Bild neben dem Fahrstuhl im Erdgeschoss?
- Wie viele Zebrafische schwimmen im Aquarium im Foyer?
- Zu welchen Zeiten ist der Kiosk geöffnet?
- Wie heißt der Hausmeister?
- Welches Muster haben die Vorhänge im Veranstaltungsraum?
- Auf welcher Etage befindet sich die Bibliothek?
- Was steht nächsten Montag um 10.00 Uhr auf dem Programm der Freizeitangebote?
- Wer ist Mitglied im Heimbeirat?
- Wie schwer sind die Gewichtsmanschetten, die bei der Sturzprophylaxe eingesetzt werden?
- Welcher Spruch ist auf dem heutigen Kalenderblatt neben dem Dienstzimmer zu lesen?
- Welche Dekoration befindet sich im Eingangsbereich?
- Welche Mitbewohnerin hat am ... Geburtstag?
- Welche Farbe hat der Notrufknopf im Fahrstuhl?
- Auf welcher Etage befindet sich das Büro der Pflegedienstleitung? Wie heißt sie?
- Wie viele Stufen führen vom Erdgeschoss ins erste Obergeschoss?
- Wo liegen welche Tageszeitungen aus?
- Wo gibt es im Haus Sitzecken für Treffen mit Besuch oder anderen Bewohnern?
- Welche Mitarbeiter sind zurzeit auf Wohnbereich 3 im Dienst?
- Schätzen Sie die Entfernung von Ihrem Zimmer bis zum Speisesaal.
- Erkundigen Sie sich, wie viele männliche und wie viele weibliche Bewohner zurzeit hier leben.

Nachgespräch:
Am Ende die Erfahrungen und Ergebnisse besprechen. Haben die TN Neues erfahren? Wie sind sie vorgegangen? Konnten sie alle Fragen lösen?

Variation:
Anstelle eines Laufzettels mit Fragen und Aufgaben werden aktuelle Fotos erstellt und ausgedruckt. Die dort abgebildeten Stellen und Gegenstände gilt es zu entdecken.

Gesprächsimpulse

- Was gefällt Ihnen hier im Haus besonders gut?
- Welche Bilder würden Sie an die Wände hängen, wenn Sie die auswählen könnten?
- Was brauchen Sie in Ihrer ganz persönlichen Wohnumgebung, um sich wohlzufühlen?

Musik

Song aus dem Disneyfilm Dschungelbuch: Probier's mal mit Gemütlichkeit.

Sprüche

Hundert Männer können ein Lager bereiten, aber um ein Heim zu schaffen, braucht es eine Frau.
Mongolisches Sprichwort.

Du kannst nicht ein Haus lieben, das ohne Gesicht ist und in dem deine Schritte keinen Sinn haben.
Antoine de Saint-Exupéry (Französischer Schriftsteller und Berufspilot, 1900–1944).

Tipp:

Eine Hausrallye lässt sich auch zum Anlass nehmen, um bei bevorstehender Renovierung oder Umgestaltung des Hauses zu erfahren, was den Bewohnern wichtig ist. Manchmal genügen schon Kleinigkeiten, um für mehr Wohn- und Lebensqualität im Haus zu sorgen.

Kreise Farben-Rondo

Einstieg

Im Januar startet ein neuer Jahreskreis. Überhaupt ist der Kreis viel mehr als nur eine geometrische Form. In der griechischen Antike hatte der Kreis besondere Bedeutung wegen seiner Vollkommenheit. Er kennt kein Ende und bei einer Sitzordnung nur gleiche Positionen. Der symbolische runde Tisch, zu dem sich Menschen treffen, um zu Gemeinsamkeiten zu finden, verdeutlicht das.
Ein runder Tisch ist auch ideal für gesellige Spiele. Beim Farben-Rondo werden nach Vorgaben Karten im Kreis weitergegeben.

Anzahl der Teilnehmenden

4–6. Bei mehr TN in zwei oder mehr Kleingruppen spielen.

Spielmaterial

- Farbkarten (z.B. aus dem Spiel Wabe[3], beklebte Bierdeckel o.Ä.), pro TN 4 Karten – je 1 in Blau, Rot, Gelb und Grün.
- 1 Farbenwürfel mit denselben 4 Farben (z.B. aus dem Spiel Wabe oder Das Vielspiel[4]), bei Würfeln mit anderen Farb-Kombinationen diese mit Aufklebern anpassen.

Anschauungsmaterial

Kreisförmige Dinge, z.B.
- Mandalas.
- Schallplatte oder CD.
- Frisbeescheibe.
- Tennisring.
- Gardinenring.
- Kreisförmige Kekse.

Spiel Farben-Rondo

Vorbereitung:
Karten in der Tischmitte auslegen. Alle TN ziehen je 3 Karten in unterschiedlichen Farben und legen diese vor sich hin.

Regel:
Die TN würfeln reihum. Wer an der Reihe ist, darf nach dem Wurf 1 Karte in der gewürfelten Farbe an den nächsten TN nach links weitergeben. Hat jemand keine Karte (mehr) in der gewürfelten Farbe, geht das Spiel bei der nächsten TN weiter.
Ziel ist, die eigenen Farbkarten loszuwerden. Hat ein TN keine Farbkarten mehr vor sich liegen, ist das Spiel beendet.

Variation 1:
Wie oben, aber jeder TN entscheidet nach Spielsituation, ob die gewürfelte Farbkarte zur linken oder zur rechten Nachbarin weitergegeben wird.

Variation 2:
Wie oben, aber alle Karten in der gewürfelten Farbe dürfen weitergegeben werden.

Variation 3:
Alle TN starten mit 4 Karten, eine in jeder Farbe. Achtung – das Spiel dauert dann deutlich länger!

Gesprächsimpulse

- Finden Sie andere Begriffe für Kreis. *Ring, Kringel, Rund, Runde ...*
- Was symbolisiert die Kreisform für Sie?
  Gemeinschaft, Einheit, Unendlichkeit, Ewigkeit, Beständigkeit, Gleichrangigkeit ...
- In welchen Zusammenhängen ist Ihnen der Begriff Kreis schon begegnet?
  Gruppe – wie Freundeskreis, Gebiet – wie Umkreis, Verwaltungseinheit – wie Landkreis, Lebenskreis, Jahreskreis, Kreistanz, geometrische Form ...
- Welche Dinge sind kreisrund? *Siehe Anschauungsmaterial ...*

Musik

Elton John (Musik)/Tim Rice (Text) Musical: König der Löwen „Der ewige Kreis".

Sprüche

Der Horizont der meisten Menschen ist ein Kreis mit dem Radius 0. Und das nennen sie ihren Standpunkt.
Albert Einstein (Nacheinander Staatsbürger mehrerer Länder, in Deutschland geborener Physiker, 1879–1955).

Der Kreis ist eine Figur, bei der an allen Ecken und Kanten gespart wurde.
Verfasser unbekannt.

Stört mir meine Kreise nicht.
Archimedes (Griechischer Mathematiker und Physiker, 287–212 v. Chr.).

Jedenfalls ist es besser, ein eckiges Etwas zu sein als ein rundes Nichts.
Christian Friedrich Hebbel (Deutscher Dramatiker und Lyriker, 1813–1863).

Tipp:

Bei entsprechendem Zeitfenster möglichst mehrere Durchgänge bei gleichbleibender Regel spielen. TN sind meistens froh, wenn sie eine einmal verstandene Spielregel mehrfach anwenden können!

Außerdem ist damit die Chance zur Revanche gegeben, und es wird deutlich, dass der Glücksfaktor mitbestimmt, wenn immer andere gewinnen.

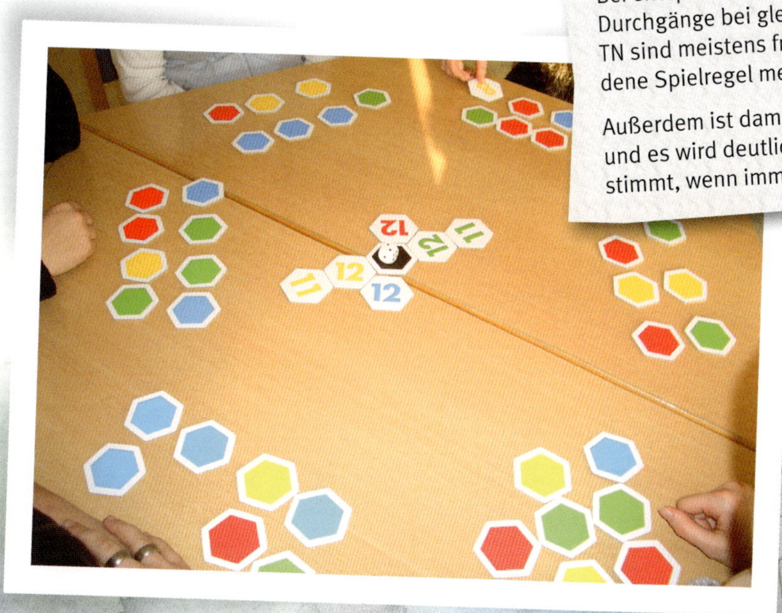

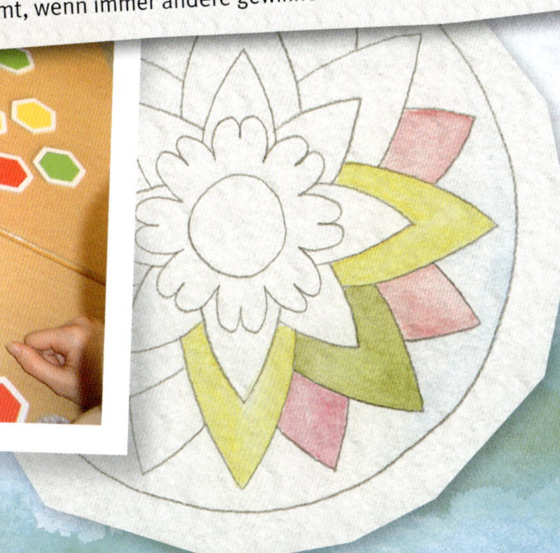

[3] JASPER, Bettina M.: WABE. Spaß haben und trainieren mit Farben und Zahlen, Vincentz Network 2009.

[4] JASPER, Bettina M.: Das Vielspiel. Geistige Fitness durch Sortieren, Kombinieren, Assoziieren und Fantasieren; Vincentz Network, Hannover 2004.

Familie Karten-Familien

Einstieg

Spielkarten sind in beinahe jedem Haushalt vorhanden. Für die meisten Menschen sind sie ein vertrautes Material. Viele kennen sich aus mit dem Aussehen und den Werten gewöhnlicher Spielkarten. Insbesondere Männer lassen sich gut für Kartenspiele gewinnen. Da wird die Erinnerung an Skat- oder Doppelkopfrunden wach. Und das Kartenspielen hat in so mancher Familie Tradition als Abendgestaltung, vor allem im Winter.
Im Zusammenhang mit dem Thema „Familie" eignen sich Spielkarten zum Sortieren, sind doch die vier Farben quasi Familien, deren unterschiedliche Elemente zusammengehören: Familie Kreuz, Familie Pik, Familie Herz und Familie Karo.

Anzahl der Teilnehmenden

Ab 2 Spieler, auch in Mannschaften.

Spielmaterial

- 1 gewöhnliches Kartenspiel für Rommé, Bridge, Canasta usw., also 2 x 52 Blatt.
  Bei mehr als 8 TN eventuell 2 Kartenspiele, bei 2–3 TN weniger Karten einsetzen, z.B. ein Skatspiel mit 32 Blatt oder aus dem Romméspiel nur 2 Farben – Kreuz und Herz – verwenden.

Anschauungsmaterial

- Kartenspiel: Rommé, Bridge, Canasta ...
- Kartenspiel: Skatblatt.
- Kartenetuis.
- Kartenhalter.

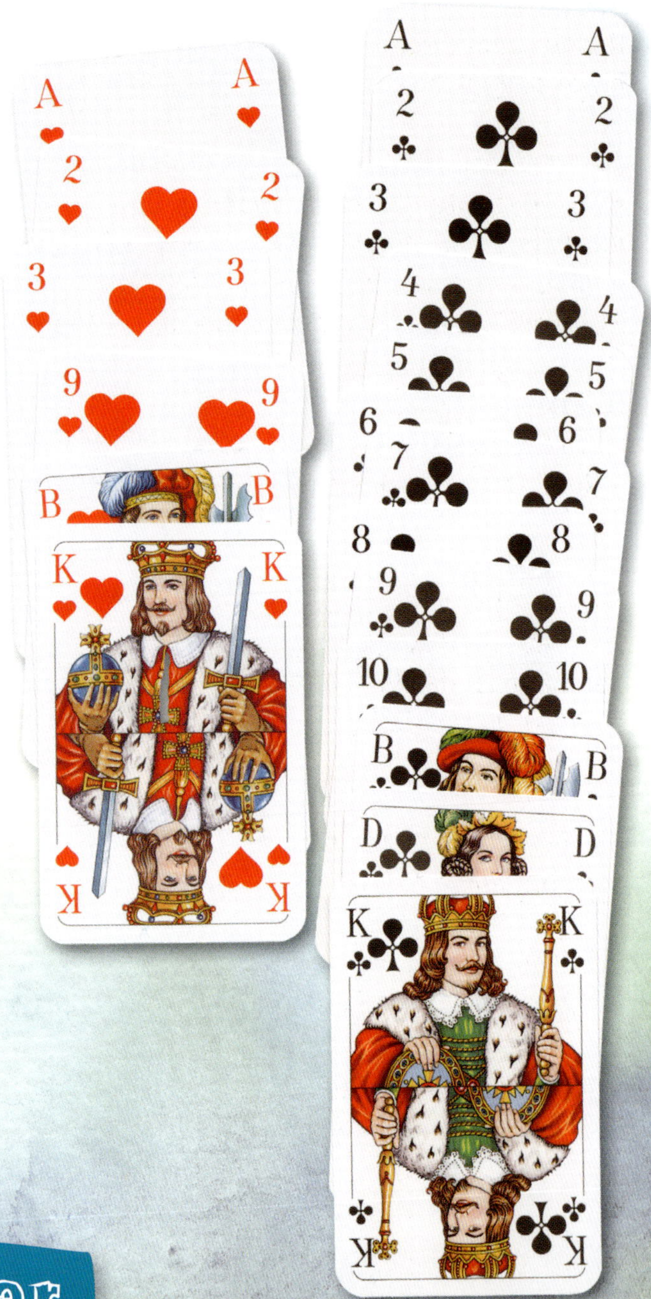

Spiel Karten-Familien

Vorbereitung:

Mehrere Karten auslegen, möglichst die 4 Asse. Die unterschiedlichen Symbole betrachten und besprechen. Weitere Karten und ihre Werte ansehen und einordnen. In „Zockerrunden", in denen die Spielenden mit Karten vertraut sind, gleich zwei oder mehr Mannschaften bilden, z.B. Blau und Rot entsprechend den Kartenrückseiten. Bei Karten-Neulingen zunächst gemeinsam spielen.

Zum Warmwerden: Mehrere Spielkarten auf dem Tisch auslegen. Möglichst schnell nacheinander alle umdrehen. Dabei nur 1 Hand benutzen. Jeweils nach einigen Durchgängen Hand wechseln – rechts, links. Dabei kommt die Hirndurchblutung auf Touren.

Regel:
Alle Karten offen, also mit der Bildseite nach oben, ausbreiten und gemeinsam mit kreisenden Handbewegungen gut mischen. Beim Wettbewerb zwischen Mannschaften mischt jede Mannschaft ihre eigenen Karten. Wird zusammen in großer Runde gespielt, alle Karten miteinander mischen.
Auf ein Startzeichen hin beginnen alle (Mannschaften) gleichzeitig, ihre Karten schnell zu ordnen. Wer bzw. welche Mannschaft hat zuerst alle Kartenfamilien in richtiger Reihenfolge gestapelt vor sich liegen? Zuunterst liegt das Ass, darauf aufsteigend 2 bis 10, gefolgt von Bube, Dame und obenauf dem König.
Am Ende liegen alle Karten nach „Familien" sortiert. Innerhalb jeder Familie gilt die gleiche Rangordnung. Bei einem Spiel mit 2 x 52 Blatt liegen also als Ergebnis 8 Stapel auf dem Tisch, jeweils 2 gleiche.

Gesprächsimpulse

- Was bedeutet Ihnen Familie?
- Gibt oder gab es in Ihrer Familie eine Rangordnung mit Familienoberhaupt?
- Ist es Ihnen wichtig, mit dem Familiennamen die Zugehörigkeit zur Familie auszudrücken?
- Haben Sie Familiensinn? Worin zeigt sich der?

Musik

– Truckstop: Mein Opa, das bin ich.
– Reinhard Mey: Aller guten Dinge sind drei.

Sprüche

Was ist eine richtige Familie?
Die Frau ist die Regierung,
der Mann ist das Volk und die Kinder
sind die Opposition.
Verfasser unbekannt.

Die Familie ist die älteste aller Gemeinschaften und die einzige natürliche.
Jean-Jacques Rousseau
*(Französischsprachiger Philosoph, Schriftsteller, Naturforscher; *1712 in Genf, † 1778 bei Paris).*

Die Familie ist das Vaterland des Herzens.
Giuseppe Mazzini (Italienischer Jurist und Freiheitskämpfer, 1805–1872).

Tipp:

Sortieraufgabe mindestens einmal mit allen TN gemeinsam durchführen, damit für jeden exakt klar ist, worum es geht.

Anschließend besprechen, was am Vorgehen aufgefallen ist. Strategien besprechen, Vor- und Nachteile unterschiedlicher Methoden abwägen, eventuell Alternativen ausprobieren.

Erst danach Mannschaften einteilen und als Geschwindigkeits-Wettbewerb spielen.

Bei Wettbewerben unbedingt für Revanchemöglichkeit sorgen!

Schnee Schneeball-Bingo

Einstieg
Schneefall ist für die einen Genuss pur – durch Schneefelder stapfen, rodeln, skilaufen. Anderen bereitet er eher Sorgen. Sie denken an beschwerliches Fortbewegen, Schneefegen, Unsicherheit. Wer in der Mobilität eingeschränkt und rundum versorgt ist, geht bei Winterwetter oft nicht ins Freie, hat kaum noch Berührung mit Schnee.
Die weiße Masse wenigstens einmal anfassen, die Kälte spüren, einen Schneeball formen – das ist trotzdem möglich. Das setzt ungewohnte Reize, weckt Erinnerungen. Mit etwas Fantasie können sich die TN nach kurzem, gedanklichem Eintauchen in den Winter sogar weiße Tischtennisbälle als Schneebälle vorstellen.

Anzahl der Teilnehmenden
Ab 2 Spieler.

Spielmaterial
- 50 weiße Tischtennisbälle, beschriftet mit den Zahlen 1–50 (mit schwarzem permanent Filzschreiber).
- 1 großer Karton oder Beutel, in den alle 50 Bälle passen.
- Je TN 1 Bingozettel mit 5 x 5 Feldern – leer zum selbst Beschriften oder vorbereitet mit eingedruckten oder eingetragenen Zahlen.
- Je TN 1 Stift.
- Eventuell ergänzend: Flipchart oder Wandplakat mit dickem Filzstift zum Notieren der gezogenen Zahlen.

Anschauungsmaterial
- Eine Wanne voll Schnee.
- Schneemann – als Bild, aus Keramik, Holz, Wachs ...
- Iglu-Bild.
- Bild einer Schneelandschaft.
- Je TN 1 unbeschrifteter, weißer Tischtennisball.

Tipp:
Sollen die Bingozettel häufiger – auch in Verbindung mit anderen Themen – eingesetzt werden, lohnt es sich, diese zu laminieren. Sie können dann mit wasserlöslichen Folienstiften beschriftet werden. Mit feuchten Tüchern lässt sich die Schrift später leicht auslöschen.

Es ist hilfreich, wenn die SL jeweils die gezogenen Zahlen auf einem Flipchart oder an einem großen Plakat für alle TN sichtbar notiert. So können auch diejenigen den Spielverlauf gut verfolgen, die nicht gut hören.

Spiel Schneeball-Bingo
Vorbereitung:
Alle TN machen ihre Hände beweglich fürs anschließende Schreiben.
Sie experimentieren mit je einem Tischtennisball: zwischen den Handflächen rollen, über den Tisch rollen oder pusten, auf dem Tisch springen lassen ... Jeder TN erhält einen Bingozettel mit 25 beliebigen Zahlen zwischen 1 und 50 und einen Stift. Falls die TN schreiben können, tragen sie alle – oder nur einen Teil – der Zahlen selbst ein. Dabei dürfen Zahlen mehrfach vorkommen. Jede TN entscheidet selbst, welche Zahlen ihr Glück bringen könnten.
Spielende festlegen, das heißt wie viele Durchgänge vorgesehen sind oder bis zu welcher Uhrzeit gespielt wird.

Das Spielebuch, Bettina M. Jasper © Vincentz Network GmbH & Co. KG, Hannover 2013, ISBN 978-3-86630-236-5

Regel:
Reihum zieht jeweils 1 TN eine Kugel aus dem Behälter und liest die darauf stehende Zahl laut vor. Alle überprüfen ihren Bingozettel, ob die genannte Zahl dort verzeichnet ist. Ist das der Fall, kreuzen sie das jeweilige Feld an. Ist die Zahl mehrfach vertreten, werden alle Felder mit dieser Zahl markiert. Die Kugel wird auf die Seite gelegt, nicht zurück in den Behälter.
Anschließend wird der Behälter weitergereicht, und die nächste TN zieht eine Kugel, mit der ebenso verfahren wird. Wer zuerst eine Reihe von 5 aneinander grenzenden Feldern – waagerecht, senkrecht oder diagonal – angekreuzt hat, ruft laut „Bingo". Diese Spielerin hat die Runde gewonnen. Es wird ein neuer Spieldurchgang begonnen.

Variation 1:
Wie oben. Aber jede gezogene Kugel wird wieder zurück in den Behälter geworfen und kann in der gleichen Spielrunde erneut gezogen werden. Bei dieser Form darf die gezogene Zahl je TN nur in einem einzigen Feld angestrichen werden, auch wenn sie auf dem Bingozettel mehrmals auftaucht.

Variation 2:
Wie oben. Aber das Spielziel besteht darin, anstelle einer durchgängigen Felderreihe ein bestimmtes Muster anzukreuzen – eine L-Form, ein X usw. Das Muster muss zu Beginn für alle deutlich erklärt und gezeigt werden.

Gesprächsimpulse

- Wann haben Sie zuletzt einen Schneeball geformt?
- Haben Sie sich früher gern mit anderen eine Schneeballschlacht geliefert?
- Was lässt sich alles aus Schnee bauen? *Schneemann, Iglu, Kunstwerke, Skulpturen ...*
- Was verstehen Sie unter dem Begriff Schneeballprinzip? *Verbreitungsart einer Nachricht o.Ä., bei der jede Person die erhaltene Information an mehrere Personen weiterverbreitet. Zum Besispiel wird ein Spendenaufruf nach dem Schneeballprinzip weitergeleitet. Offiziell handelt es sich beim Schneeballprinzip um ein verbotenes Verkaufssystem, bei dem jeder Käufer sich verpflichtet, weitere Kunden zu vermitteln und so den Kaufpreis zu begleichen.*

Musik

- Frank Zander: Kleiner Schneeball (Kinderlied!).
- Thomas Koschat (Musik): Schneewalzer.
- Kinderlied: Schneeflöckchen, Weißröckchen.

Spruch

Die Lüge ist wie ein Schneeball:
Je länger man ihn wälzt, desto größer wird er.
Martin Luther (Deutscher Theologe und Reformator, 1483–1546).

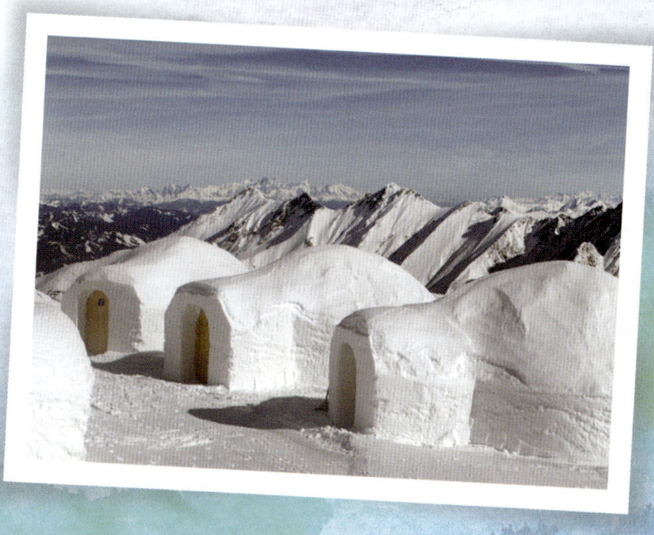

Karneval Ich bin ein …

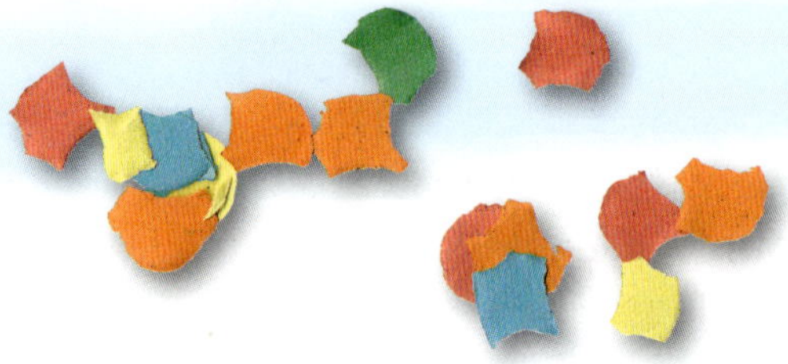

Einstieg

Nicht allen Menschen liegt der Karneval im Blut. Trotzdem kann sich kaum jemand völlig der närrischen Zeit entziehen. Kostüme sind täglich im Fernsehen zu sehen. In diese Zeit gehört es, über sich selbst zu lachen, als Erwachsene einmal albern sein zu dürfen. Das erlaubt uns das Spiel, bei dem wir einfach miteinander fröhlich sein können, ohne jemanden auszulachen.

Anzahl der Teilnehmenden

Ab 5 Spieler.

Spielmaterial

- Vorbereitete Zettel mit verschiedenen Begriffen, Karnevalsfiguren aus unterschiedlichen Regionen.
- Eine große Schale mit Apfelschnitz (alternativ Holzspatel, Korken o.Ä.).
- Luftschlangen, Konfetti.
- Fotos von Karnevalsfiguren und -veranstaltungen.

Anschauungsmaterial

- Karnevalskostüme, -hüte, -masken …

Spiel Ich bin ein …

Vorbereitung:

Zettel gut lesbar für TN mit Begriffen, Namen von Karnevalsfiguren und -verkleidungen, beschriften. Je TN sollten ca. 3 Karten oder Zettel vorhanden sein. Je komplizierter die Wörter, desto besser!
Vorschläge für die Wortkarten:
Federhannes, Weißnarr, Kölner Dreigestirn, Trommelweib, Schwellkopp, Pflumeschlucker, Mohr von Mörlau, Hemdglunkerle, Funkenmariechen, Beueler Wäscherin, Hoppeditz, Karnevalsprinz, Karnevalsprinzessin, Till Eulenspiegel, Fastnachtshexe, Nubbel.
Ist genügend Zeit vorhanden, können die Begriffe zu Beginn mit den TN gemeinsam gesammelt und dann schnell von der SL auf vorbereitete Zettel geschrieben werden. So ist das spätere Erraten einfacher, weil alle die zur Auswahl stehenden Wörter schon einmal gehört haben. Als Störfaktor für eine klare Aussprache steht eine Schüssel mit Apfelschnitz bereit. Beim Sprechen eine Apfelscheibe zwischen den Lippen festhalten! Alternativ pro TN einen Spatel oder einen Korken einsetzen.

Regel:

Es wird reihum gespielt. Ein TN liest den Begriff vom Zettel ab und spricht „Ich bin ein …“ Die Aussprache ist allerdings schwierig, weil gleichzeitig ein Stück Apfelschnitz zwischen den Lippen gehalten werden soll. Die anderen TN raten, um welche Figur es sich handelt. Dann geht das Spiel bei der nächsten TN in der Runde genauso weiter. Wer an der Reihe ist, erhält einen Zettel, auf dem der Begriff für eine Fastnachtsfigur steht, z.B. „Federhannes“. Diesen Zettel nicht den anderen TN zeigen!

Die Gruppe errät das Wort. Danach geht es bei der nächsten TN weiter.
Die nächste TN wiederholt den Begriff: „Neben mir sitzt ein Federhannes, und ich bin ein Weißnarr.“ Sie hält beim Sprechen ebenfalls eine Apfelscheibe zwischen den Lippen. So geht das Spiel weiter. Es werden immer die vorhergehenden Namen wiederholt und anschließend der eigene ausgesprochen. Wer einen Namen nicht mehr weiß, fragt den Betreffenden – natürlich mit einer Apfelscheibe zwischen den Lippen – „Wer sind Sie?“ und macht nach dieser Information weiter.
Das Spiel ist beendet, sobald die TN vor Lachen nicht mehr sprechen oder sich die Namen nicht mehr merken können.

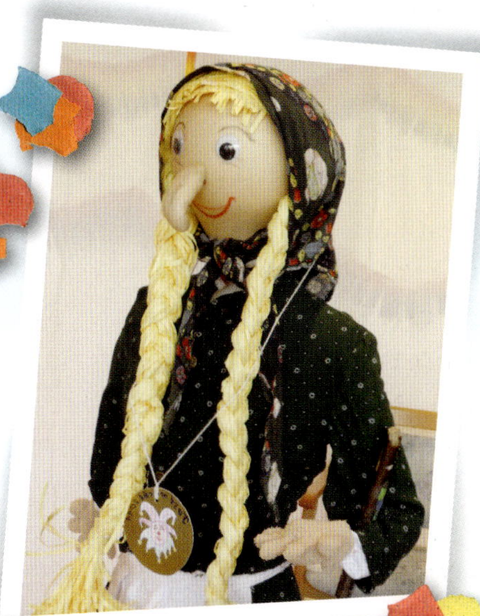

Gesprächsimpulse

- Sind Sie gern mal närrisch?
- In welchen Situationen haben Sie schon über sich selbst gelacht?
- Verfolgen Sie die Karnevalssendungen im Fernsehen?
- Welche Verkleidung würden Sie wählen, wenn Sie zu einem Fastnachtsball eingeladen wären und sich in einem großen Theater-Kostümfundus bedienen könnten?

Musik

Karnevalsschlager, z.B.
- Am Rosenmontag bin ich geboren (Margit Sponheimer).
- Heile, heile Gänschen (Ernst Neger, 1909–1989).
- Rucki zucki (Ernst Neger, 1909–1989).
- Einmal am Rhein (Willy Schneider, 1905–1989).
- Mer losse d’r Dom en Kölle (Bläck Fööss).

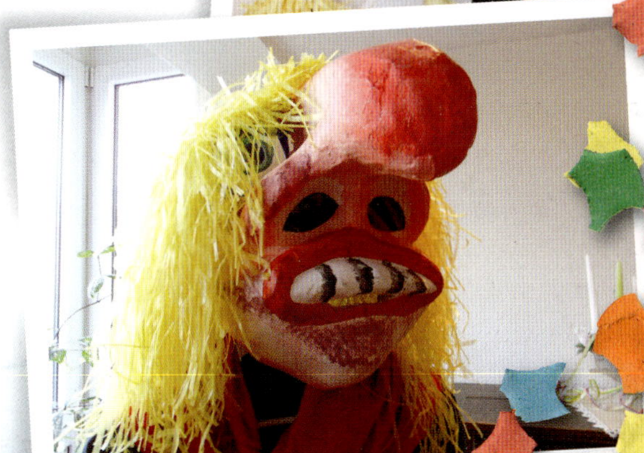

Sprüche

An Karneval maskiert man sich, damit man die Maske fallen lassen kann.
Gerhard Uhlenbruck (Deutscher Mediziner und Aphoristiker).

Niemand kann auf Dauer eine Maske tragen.
Lucius Anneus Seneca (Römischer Philosoph, Dramatiker, Naturforscher und Staatsmann, ca. 1–65 n. Chr.).

Ist doch unsere zivilisierte Welt nur eine große Maskerade.
Arthur Schopenhauer (Deutscher Philosoph, 1788–1860).

Tipp:

Als SL unbedingt selbst beginnen mit dem Spiel, zeigen wie undeutlich das Sprechen mit dem Störfaktor zwischen den Lippen wird! Wenn die TN erleben, dass die SL sich selbst nicht allzu ernst nimmt und bereit ist, über sich zu lachen, fallen leichter die Hemmungen, und die Gruppe traut sich ebenfalls.

Vorsicht bei TN mit Sprachstörungen (Aphasien)! Hier gilt es, sehr genau zu erspüren, ob sie an dieser Spielrunde teilnehmen können und mögen. Mit etwas Fingerspitzengefühl eingeführt, kann die Teilnahme aber eine wichtige Erfahrung gerade für die Betroffenen sein. Hier erfahren sie, dass unter bestimmten Bedingungen andere Menschen ebenfalls Schwierigkeiten mit dem Sprechen haben und nicht immer verstanden werden.

Brettspiele Farbstationen

Einstieg
Vielen alten Menschen sind Brettspiel-Klassiker vertraut. „Mensch ärgere dich nicht“ und „Halma“ gab es schon vor Jahrzehnten. Vom Spielen mit Kindern und Enkelkindern kennen manche aktuelle Formen wie „Die Siedler von Catan“ oder „Monopoly“ in vielen Variationen.
Die Farbstationen sind zwar kein Brettspiel im eigentlichen Sinn, folgen aber den Grundgedanken solcher Spiele. Das heißt, es wird am Tisch in einer Gruppe mit Würfel und Spielfigur gespielt. Hier gibt es weder Gewinner noch Verlierer. Das Miteinander der Gruppe steht im Mittelpunkt.

Anzahl der Teilnehmenden
Ab 4 Spieler, auch große Gruppen.

Spielmaterial
- Spielfeld-Plättchen in den Farben Blau, Rot, Gelb und Grün, z.B. aus dem Spiel Wabe[5]. Alternativ farbig beklebte Bierdeckel oder Pappkarten aus Bastelkarton.
- Das „Spielbrett“ wird aus einzelnen Spielfeldplättchen hergestellt und ist so flexibel an unterschiedliche Situationen anzupassen. Die Anzahl der benötigten Plättchen richtet sich nach der Größe der Gruppe und des Spieltisches. Es sollten jedoch mindestens 4 Plättchen je Farbe vorhanden sein.
- 1 Augenwürfel.
- 1 Spielfigur.
- Bei Bedarf Aufgabenkarten, selbst hergestellt.
- Erfahrene SL benötigen keine Karten. Sie stellen die Aufgaben spontan, abhängig von der Person, die gerade am Zug ist. Das gibt mehr Möglichkeiten individueller Anpassung.

Anschauungsmaterial
- Würfel.
- Spielfiguren.
- Spielbretter, z.B. Schach, Mühle, Halma, Fang den Hut, Monopoly ...

Spiel Farbstationen
Vorbereitung:
Abhängig von Gruppen- und Tischgröße eine beliebige Anzahl von Farbplättchen ringförmig auslegen. Die Farbfolge kann regelmäßig oder unregelmäßig sein, ebenso die Anzahl der Plättchen je Farbe.
Soll in einem Bereich ein Schwerpunkt gesetzt werden, können mehr Spielfeld-Plättchen der betreffenden Farbe ausgelegt werden.
Zeitpunkt für das Spielende vereinbaren.

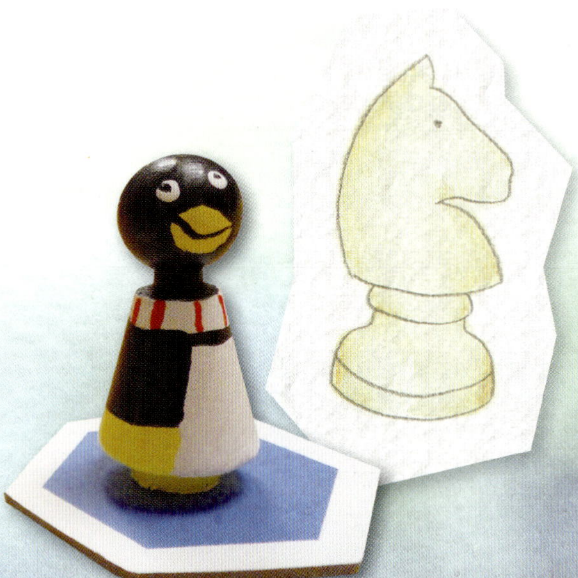

Regel:
An einer beliebigen Stelle die Spielfigur zum Start positionieren. Reihum würfeln und die Spielfigur entsprechend auf den Feldern vorwärtsbewegen.
Je nach Farbe, auf der die Figur Station macht, der gesamten Gruppe eine Aufgabe stellen. Vorrecht zum Antworten hat die Person, die gerade am Zug ist. Im Übrigen richten sich die Aufgaben immer an die gesamte Runde.
Beispiele für die Aufgaben(-Karten)
- Gelb = Lied (z.B. Stimmen Sie ein Morgenlied an; Welche Farbe hat der Wagen, auf dem der Schwager vorn sitzt? ...)
- Grün = Bewegung (SL oder TN zeigen eine Bewegung, die dann von allen ausgeführt wird, z.B. „Nacheinander alle Fingerspitzen einmal auf die Kuppe des Daumens tippen.“ „Die Unterarme schnell umeinander kreisen lassen wie beim Wollewickeln.“ „Beide Arme so weit wie möglich in die Höhe strecken.“).
- Blau = Zahlen (Rechenaufgabe stellen oder eine Frage, z.B. „An was erinnert Sie die Zahl 7?“ oder „Wo kommen Sie im Alltag mit Zahlen in Berührung?“)
- Rot = Buchstaben (Buchstabieraufgabe stellen oder eine Frage, z.B. „Wie viele Buchstaben hat das Wort „SPIELBRETT?“ oder „Welche verschiedenen Schriftzeichen kennen Sie?“).

Das Spiel endet nach Ablauf der zuvor vereinbarten Zeit.

Gesprächsimpulse

- Welche Brettspiele sind Ihnen vom Titel her geläufig?
  Mühle, Backgammon, Malefiz, Scrabble ...
- Bei welchen Gelegenheiten haben Sie schon Brettspiele gespielt?
- Ist es Ihnen wichtig, ums Gewinnen zu spielen?
- Was gehört für Sie zu einer interessanten Spielerunde?

Musik

Drafi Deutscher: Welche Farbe hat die Welt?

Sprüche

Menschen hören nicht auf zu spielen,
weil sie alt werden, Menschen werden alt,
weil sie nicht mehr spielen.
George Bernhard Shaw
(Irisch-britischer Dramatiker, 1856–1959).

Beim Spielen kann man einen Menschen
in einer Stunde besser kennen lernen als
in einem Gespräch in einem Jahr.
Platon (Griechischer Philosoph,
427/428–348/347 v. Chr.).

Tipp:

Sofern die TN stehen können bzw. gehfähig sind, kann zeitweise im Stehen gespielt werden. So ergeben sich für die TN wechselnde Perspektiven. Die Spielfigur kann von jedem TN erreicht und gesetzt werden. Das Spiel erhält mehr Dynamik. Gleichzeitig ist das Spielen in dieser Form ein Stück Bewegungstraining.

Die Stühle stehen bei dieser Spielform mit etwas Abstand vom Tisch. Hier können kurze Sitzpausen eingelegt werden.

[5] JASPER, Bettina M.: WABE. Spaß haben und trainieren mit Farben und Zahlen. Vincentz Network 2009.

Nudeln Mikado

Einstieg

Teigwaren, Pasta, Nudeln ... hat wohl jeder schon mehr als einmal im Leben gegessen. Sie sind nicht nur aus der italienischen Küche bekannt. Ihre Vielfalt an Formen und Arten ist unendlich. Nudeln eignen sich eigentlich auch als Spielmaterial. Doch ist der zweckentfremdete Einsatz von Lebensmitteln, die anschließend nicht mehr genießbar sind, ethisch fragwürdig. Deshalb benutzen wir ein Material, das an die langen Hartweizennudeln aus Italien, Spaghetti und Makkaroni, erinnert: Mikadostäbchen.

Mikado kennen viele alte Menschen noch aus ihrer eigenen Kindheit oder vom Spielen mit Kindern oder Enkeln. Hier geht es um Geschicklichkeit, Geduld und planvolles Vorgehen.

Anzahl der Teilnehmenden

2–6 Spieler. Eventuell in 2–3 Mannschaften spielen.

Spielmaterial

- 1 Mikadospiel
  In der Originalversion sind das 41 Stäbchen aus Holz, Bambus oder Kunststoff. Es gibt sie in unterschiedlichen Größen. Farbige Markierungen kennzeichnen verschiedene Punktwerte (die hier nicht berücksichtigt werden). Es sollte unbedingt eine XL–Version mit ca. 300 mm Länge und 5 mm Durchmesser gewählt werden. Diese Stäbchen sind gut zu greifen.
- Rutschfeste Unterlage, z.B. Tischset o.Ä.
- Eventuell Stift und Papier zum Notieren der Spielergebnisse.

Anschauungsmaterial

- Nudeln in verschiedenen Formen und Farben (u.A. Spaghetti und Makkaroni).
- Spezieller Nudelkochtopf.
- Nudelholz, auch als Wellholz, Wallholz, Backrolle, Teigrolle, Nudelrolle usw. bekannt.
- Kochbuch mit Nudelrezepten.

Tipp:
Sollen zwei oder mehr TN mit demselben Wurf spielen, eine Spielsituation weiterführen, am besten auf einer verschiebbaren Unterlage spielen: Ein Tablett mit rutschfester Auflage, eine Pappe o.Ä. Dann kann das Spiel in der Runde einfach weitergegeben werden.

Spiel Mikado

Vorbereitung:
Alle TN haben 3 Mikadostäbchen, um sich mit dem Material vertraut zu machen.
Betasten, Länge schätzen (anschließend nachmessen!), experimentieren:
Zwischen den Fingern rollen, um die Längsachse drehen, auf dem Tisch liegend zwirbeln, auf einem Finger balancieren ...
Liegendes Stäbchen aufstellen – mit einem Finger von oben auf das spitze Ende drücken, mit der anderen Hand aufnehmen. Hände wechseln. 1 Stäbchen mit Hilfe von 1–2 anderen bewegen.
Sind alle mit der Handhabung vertraut, mit dem eigentlichen Spiel beginnen.

Regel:
Die TN sind reihum am Spiel – ein TN ist am Zug, die anderen beobachten.
Stäbchen gebündelt in einer Hand auf der Unterlage aufstellen, wie einen Strauß auffächern und fallen lassen. Alle liegen dann kreuz und quer übereinander auf dem Tisch.
Einen Stab nach dem anderen wegnehmen, ohne dabei andere zu bewegen. Dabei sind verschiedene Techniken möglich:
- Frei liegende Stäbe einfach wegnehmen.
- Vorsichtig wegrollen.
- Freie Stäbe herausziehen.
- Versetzt liegende Stäbe aufstellen (auf das spitze Ende drücken) und wegnehmen.
- Aufliegende Stäbe an beiden Enden zwischen die Fingerkuppen klemmen und hochheben.
- 1 oder 2 bereits erspielte Stäbchen als Hilfsmittel einsetzen und damit andere wegrollen oder hochwerfen.

Sobald ein Stäbchen wackelt, zählen:
Wie viele Stäbchen wurden erspielt?
Anschließend alle Stäbchen einsammeln.
Die nächste TN ist an der Reihe mit der gleichen Aufgabe. Wer bzw. welche Mannschaft hat am Ende die meisten Stäbchen erspielt?

Variation 1:
Spielvorbereitung und Ablauf wie oben. Aber anstatt um die Anzahl erspielter Stäbchen geht es um deren Farben. Wer hat die meisten unterschiedlichen Farben erspielt?

Variation 2:
Wie oben. Aber es gibt eine zahlenmäßige Vorgabe. Zum Beispiel: Wer 3 Stäbchen erspielt, erhält einen Punkt und gibt dann alle Stäbchen weiter an den nächsten TN.

Variation 3:
Wie oben, aber es wird in Mannschaften gespielt. Jede Mannschaft soll gemeinsam 5 Stäbchen erspielen und erhält dann einen Punkt.

Gesprächsimpulse

- Welche Arten von Teigwaren mögen Sie? *Bandnudeln, Zöpfli, Eiernudeln, Buchstabennudeln, Ravioli, Spätzle, Spaghetti, Makkaroni, Linguine, Penne, Farfalle, Glasnudeln ...*
- Wie essen Sie Spaghetti?
Mit Messer und Gabel kleinschneiden, mit Löffel und Gabel aufwickeln, schlürfen ...
- Haben Sie je Nudeln selbst hergestellt?
- Ist Ihnen mal ein Missgeschick beim Nudelessen passiert?

Musik

Cornelia Froboess: Zwei kleine Italiener.

Spruch

„Spaghetti kann man nur in der Badewanne essen.“
Robert Lembke (Deutscher Journalist und Fernsehmoderator, 1913–1989).

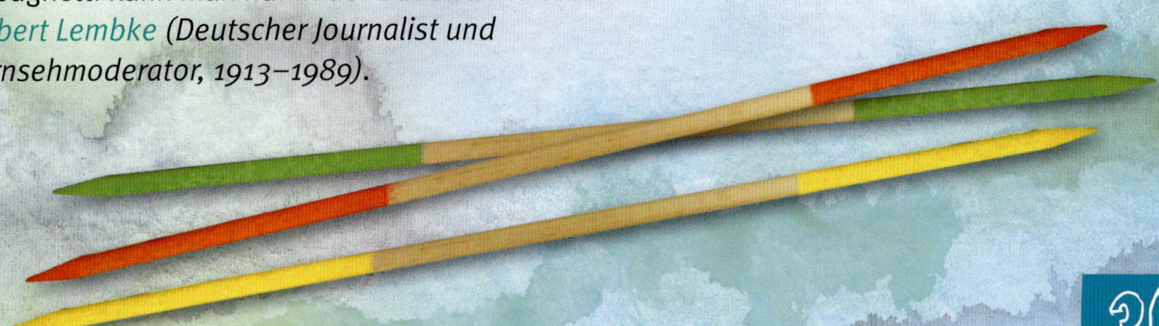

Gehen Staffel-Gehen

Einstieg

Gehen ist die natürliche Fortbewegungsart des Menschen. Zu Fuß sind wir ein Leben lang mal mehr, mal weniger unterwegs. Die einen perfektionieren ihre Gehtechnik im sportlichen Sinn, zum Beispiel beim Gehen als leichtathletische Disziplin. Andere lieben es eher gemütlich und gehen genussvoll spazieren. Das Wandern und das Walken sind weitere Formen, sich gehend fortzubewegen.
Im Gegensatz zum Laufen, gibt es beim Gehen keine Flugphase. Das heißt, der Körper hat ständig, in allen Phasen des Bewegungsablaufs, Bodenkontakt.
Sich die Gehfähigkeit möglichst lebenslang zu erhalten, ist wichtig, um unabhängig zu bleiben. Viele Arten von Hilfsmitteln ermöglichen, auch bei körperlichen Einschränkungen auf den Beinen zu bleiben.
Beim Spielen bleiben wir am Tisch sitzen und überlassen das Gehen symbolisch den Spielfiguren, die sich in einer Staffel miteinander messen.

Anzahl der Teilnehmenden

2–6 Spieler.

Spielmaterial

- Je TN 1 Spielfigur.
- 1 Augenwürfel.
- 1 Spielplan, selbst aufgezeichnet
  oder alternativ in Reihen oder sternförmig ausgelegte Spielfeld-Plättchen, zum Beispiel aus dem Spiel Wabe[6] (die Farbe der Plättchen spielt bei diesem Spiel keine Rolle).
  Abhängig von der zur Verfügung stehenden Zeit werden „Gehstrecken“ als Bahnen aufgezeichnet oder gelegt, die ca. 12–25 Felder umfassen. Je TN wird 1 Bahn benötigt.

Anschauungsmaterial

- Fotos von gehenden Menschen.
- Staffelholz.

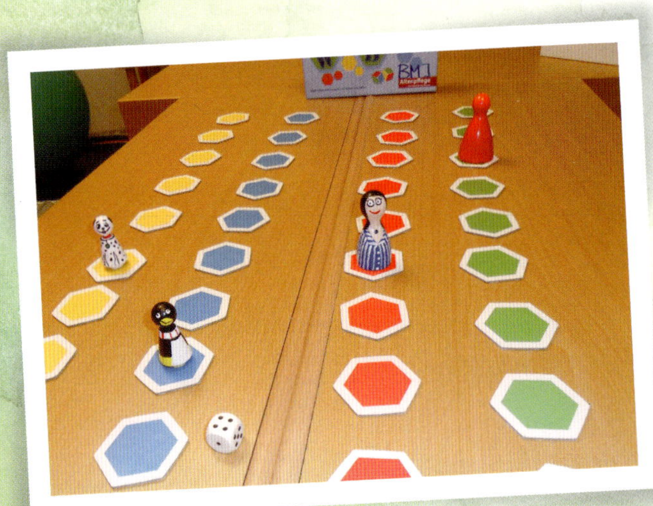

10. Kalenderwoche März

Das Spielebuch, Bettina M. Jasper © Vincentz Network GmbH & Co. KG, Hannover 2013, ISBN 978-3-86630-236-5

Spiel Staffel-Gehen

Vorbereitung:

Gehen am Platz – im Stand oder notfalls im Sitzen – nach Marschmusik oder einem Wanderlied zur Einstimmung.
Spielfiguren zuteilen, je TN 1 Figur. Für eindeutige Wiedererkennung sorgen (siehe Tipps)!
Alle Spielfiguren in Startposition bringen.

Regel:

Reihum mit dem Augenwürfel würfeln und die eigene Spielfigur eine entsprechende Anzahl Felder weitersetzen. Welche Figur erreicht zuerst das Ziel?
Mehrere Durchgänge spielen!

Gesprächsimpulse

- Welche Hilfsmittel kennen oder benötigen Sie zum Gehen?
  Gehstock, Gehbock, Rollator, Regenschirm, Wanderstöcke, Walkingstöcke, Handlauf ...
- Welche weiteren Begriffe fallen Ihnen fürs Gehen ein? *Spazieren, schreiten, schlurfen, stolzieren, bummeln, flanieren, stapfen, schlendern, marschieren, tippeln ...*
- Was lässt sich beim Gehen verändern?
  Tempo, Schrittlänge, Schrittfrequenz, Bewegungsablauf – Harmonie ...
- Wo oder wohin würden Sie gern einmal gehen, vielleicht auch nur in der Fantasie?
- Worin liegen Vorteile des Gehens gegenüber der Fortbewegung auf Rädern?
  Langsamer, deshalb intensivere Wahrnehmung ...

Musik

- Marschmusik,
- Volkslied: Das Wandern ist des Müllers Lust.

Sprüche

Geh nicht immer auf dem vorgezeichneten Weg, der nur dahin führt, wo Andere bereits gegangen sind.
Alexander Graham Bell (Britischer Sprachtherapeut und Erfinder, 1847–1922).

Ich gehe langsam, aber ich gehe nie zurück.
Abraham Lincoln (16. US-amerikanischer Präsident, 1809–1865).

Ich finde schon Gehen eine unnatürliche Bewegungsart, Tiere laufen, aber der Mensch sollte reiten oder fahren.
Gottfried Benn (Deutscher Arzt, Dichter und Essayist, 1886–1956).

Tipp:

Wird mit mehreren Spielfiguren gespielt, ist es wichtig, dass alle TN ihre eigene Figur wiedererkennen und so selbst setzen können. Deshalb...

Figuren individuell bemalen (ein Bayer in Lederhose, eine feine Dame mit Handtasche, ein Seefahrer, ein Jäger usw.), abhängig von den Vorlieben und Interessen der SpielerInnen und den Figuren Namen geben oder

gewöhnliche Figuren benutzen und zur Erinnerung jedem TN ein Haargummi in der Farbe der eigenen Figur an einen Finger stecken oder

ungewöhnliche Gegenstände als Spielfiguren benutzen, zum Beispiel Setzkastenfiguren. Dann hat die Hundeliebhaberin einen kleinen Dackel, der Hobbygärtner eine Gießkanne usw.

[6] JASPER, Bettina M.: WABE. Spaß haben und trainieren mit Farben und Zahlen. Vincentz Network 2009.

Farben Farbkästen

Einstieg
Allmählich wird es draußen wieder bunt. Die ersten Blüten bringen Farbe ins Leben. Farben machen den Alltag bunter und fröhlicher. Ein Grund, sich einmal genauer im eigenen Umfeld umzuschauen und sich über umgebende Farben Gedanken zu machen.
Die Spielvorlagen erinnern ein wenig an Farbkästen, die sicherlich alle TN noch aus ihrer Jugend, aus der Schule kennen. Allerdings geht es hier nur um die vier psychologischen Grundfarben Blau, Rot, Gelb und Grün und um die beiden so genannten Unfarben Schwarz und Weiß.
Beim Spielen ist Würfelglück gefragt. Außerdem werden Schreiben und Rechnen geübt.

Anzahl der Teilnehmenden
Ab 2 Spieler.

Spielmaterial
- Augenwürfel in sechs verschiedenen Farben – Blau, Rot, Gelb, Grün, Schwarz und Weiß, z.B. aus dem Spiel Klick Klack[7]. Bei mehr als 6 TN sollten 2 Würfelsätze vorhanden sein.
- Je TN 1 Spielvorlage, selbst erstellt.
  Bei Mehrfachnutzung laminieren und mit wasserlöslichen Folienstiften beschriften!
  Auf der Spielvorlage ist eine Reihe mit Quadraten in den sechs Farben der Würfel abgebildet, darunter vier Reihen mit leeren Quadraten.
  Wird das Spiel Klick Klack genutzt, ist das Erstellen einer Spielvorlage nicht nötig. Dann werden einfach die Farbkarten in Folge gelegt, und die Zahlen auf einem darunter liegenden Blatt Papier (DIN A 3) eingetragen.
- Je TN 1 Stift.

Anschauungsmaterial
- Farbkasten.
- Farbpalette.
- Goethes Farbkreis.

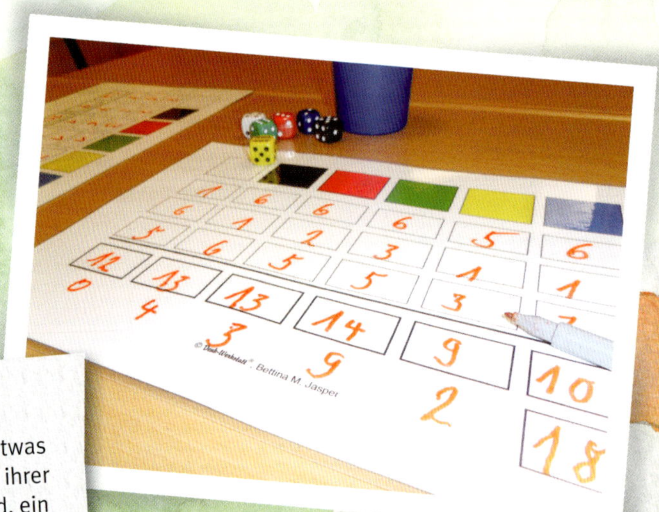

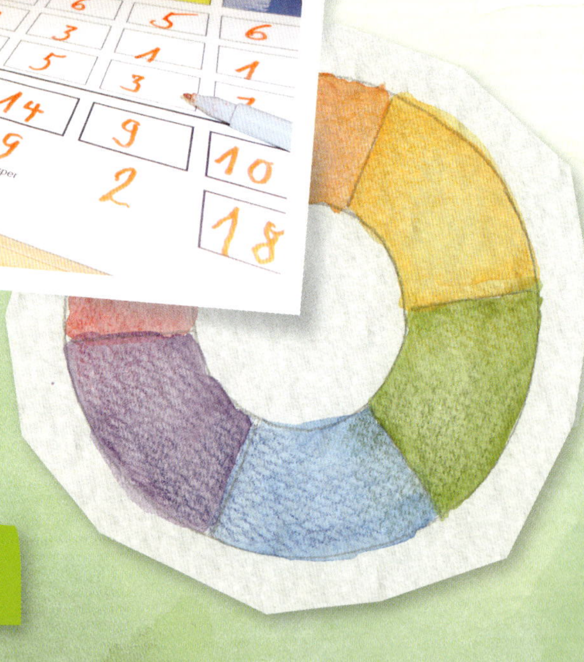

Tipp:
Lassen Sie die TN zum Spieletreff etwas Farbiges oder einen Gegenstand in ihrer Lieblingsfarbe mitbringen – ein Bild, ein Kleidungsstück, ein Sofakissen ...
Dann stellen alle ihre Mitbringsel vor, und schon ist die Gruppe im Gespräch.

Spiel Farbkästen

Vorbereitung:
Alle TN erhalten eine Spielvorlage und einen Stift.

Regel:
Nacheinander mit jedem der 6 Würfel einmal würfeln. Bei 6 TN beginnt jeder mit einer anderen Farbe. Nach jedem Wurf die Würfel tauschen, reihum weitergeben.
Die gewürfelte Augenzahl ins Schema eintragen, das heißt in das Kästchen unterhalb der jeweiligen Farbe.
Am Ende alle 3 (entsprechend der Anzahl der Kästchen) Zahlen unter jeder Farbe addieren und das Ergebnis auf der Spielvorlage vermerken. Wer hat bei Blau die höchste Zahl gewürfelt? Wer bei Rot? Sofern die TN den Zahlenraum bis 100 beherrschen, können sie zusätzlich das Gesamtergebnis aller 18 Würfe errechnen. So gibt es bis zu sieben Sieger je Spielrunde.

Variation 1:
Wie oben. Aber es gibt eine zusätzliche Vorgabe: Jede Zahl darf in jeder Farbe nur einmal vorkommen. Würfelt also jemand z.B. mit dem blauen Würfel zum zweiten Mal eine 5, gilt dies als Fehlwurf. Das Feld wird dann gestrichen.

Variation 2:
Wie oben. Aber es gibt zu jeder Farbe eine Vorgabe. Die erste TN, die mit dem Würfel einer Farbe wirft, setzt die „Marke" fest. Wirft TN A z.B. als Erste mit Blau eine 5, so dürfen alle anderen nur Ergebnisse von 5 oder höher, also 5 und 6 eintragen. Würfelt TN B mit Rot als Erste eine 2, so können alle anderen ihre Ergebnisse eintragen, sofern sie eine Zahl zwischen 2 und 6 werfen.

Gesprächsimpulse

- Welche Farben sehen Sie hier im Raum?
- Haben Sie jemals mit einem Pelikan-Farbkasten Farben gemischt?
- Welche Arten von Farben kennen Sie?
  Deckfarbe, Ölfarbe, Aquarellfarbe, Lackfarbe, Stofffarbe, Fingerfarbe, Kreide, Buntstift, Wachskreide ...
- Mit was würden Sie gern einmal malen?

Musik

- Nena: Farben,
- Kinderlied: Blau, blau, blau sind alle meine Kleider.

Sprüche

Die Farben sind der Ort, wo unser Gehirn und das Universum sich begegnen.
Paul Cézanne (Französischer Maler, 1839–1906).

Bunt ist meine Lieblingsfarbe.
Walter Gropius (Deutscher Architekt, 1883–1969).

Die Erfahrung lehrt uns, dass die einzelnen Farben besondere Gemütsstimmungen geben.
Johann Wolfgang von Goethe (Deutscher Dichter, 1749–1832).

[7] JASPER, Bettina M.: Klick Klack. Das Würfelspiel für 2. Vincentz Network, Hannover 2010.

Kegeln Tischkegeln

Einstieg

Kegeln ist eine anerkannte Sportart im Deutschen Olympischen Sportbund. Doch Kegeln ist ebenfalls eine Freizeitbeschäftigung für eine große Anzahl von Hobbykeglern. Bei sporadischen, monatlichen oder wöchentlichen Treffen pflegen sie Bewegungsfreude und Geselligkeit.
Immer geht es darum, mit kontrolliertem Schwung eine Kugel ins Rollen zu bringen und damit die am Ende der Bahn aufgestellten Kegel umzulegen. Präzision und Auge-Hand-Koordination sind dabei gleichermaßen gefordert. Und wer als Schriftführer die Ergebnisse notiert, muss rechnen können.
Beim Tischkegeln geht es um dieselbe Spielidee. Nur die Bewegungen sind weniger ausladend, der Platzbedarf ist geringer. Hier können alle an einem großen Tisch miteinander spielen. Alle Kegelspiele, die gewöhnlich auf einer großen Bahn stattfinden, können grundsätzlich genauso in der Miniaturform gespielt werden. Sind erfahrene Keglerinnen dabei, kennen die eine Vielzahl unterschiedlicher Spiele. Die bringen nach einer Gewöhnungsphase Abwechslung ins Geschehen.

Anzahl der Teilnehmenden

Ab 2 Spieler.

Spielmaterial

- 9 Tischkegel.
  Solche Kegel mit ca. 5 cm Höhe aus Holz oder Metall gibt es meist günstig zu kaufen.
  Alternativ kann mit Spielfiguren aus Brettspielen oder mit Sektkorken gespielt werden.
- 1 größenmäßig passende Kugel aus Holz, Metall oder Glas.
- 1 Tafel oder 1 Flipchart zum Aufschreiben der Spielergebnisse.

Anschauungsmaterial

- Kegelspiel.
- Fotos von Kegelsituationen.

Spiel Tischkegeln

Vorbereitung:
Die Kegelbahn abstecken, damit die Kugel auf dem Tisch bleibt.
Das kann wahlweise mit einem Seil, gerollten Decken, Lagerungskissen o.Ä. erfolgen.
Je nach räumlicher Situation und Mobilität der TN kann die Bahn auf einer beweglichen Unterlage, z.B. einem festen Karton, aufgebaut werden.
Die 9 Kegel gleichmäßig in Form eines auf der Spitze stehenden Quadrats anordnen.

Tipp:

Machen Sie bei Mannschaftsspielen nach Möglichkeit den Spielverlauf für alle sichtbar. Notieren Sie dazu Ergebnisse auf einer Tafel oder einem Flipchart. Ein Stück Tapete, an die Wand geklebt, tut es notfalls auch.

So können alle TN das Spiel mitverfolgen, den Verlauf nachvollziehen und ihre Mannschaftsmitglieder anfeuern.

Regeln:
In die Vollen: Reihum werfen alle einmal in die komplette Kegelformation. Wer die meisten Kegel umgeworfen hat, gewinnt diese Runde.
Abräumen: Jeder TN hat 3 Wurf, um die 9 Kegel abzuräumen. Trifft jemand im ersten Wurf 2 „Holz" (Kegel), werden die herausgenommen. Mit den nächsten beiden Würfen gilt es, die verbliebenen 7 Kegel möglichst abzuräumen. Gezählt wird jeweils das Gesamtergebnis der 3 Würfe.
Schafft jemand „alle Neune" mit dem ersten oder zweiten Wurf, geht der dritte Wurf wieder in die Vollen.
Mannschaftskegeln: Die TN bilden 2 Mannschaften, die gegeneinander antreten. Im Wechsel spielt immer 1 TN von Mannschaft A, dann 1 von Mannschaft B. Alle werfen in die Vollen. Die Würfe jeder Mannschaft werden addiert. Ziel ist, als Mannschaft 100 Holz zu erreichen. Welcher Mannschaft gelingt das zuerst?
Zahlen abstreichen: Die TN bilden 2 Mannschaften. Für jede Mannschaft werden die Zahlen 1 bis 9 vertikal an die Tafel geschrieben. Im Wechsel spielt immer 1 TN von Mannschaft A, dann 1 von Mannschaft B. Die erreichte Holzzahl wird in der Zahlenreihe jeder Mannschaft gestrichen. Es gewinnt die Mannschaft, die zuerst alle Zahlen gestrichen hat.

Gesprächsimpulse

- Haben Sie schon einmal auf einer großen Bahn gekegelt? Wann? Wo?
- Welche Arten von Bahnen kennen Sie? *Asphaltbahn, Bohlebahn, Scherenbahn.*
- Kennen Sie Kegelspiele? *Tannenbaum, Lattenzaun, Hausnummern, Mensch ärgere dich nicht, 6-Tage-Rennen, 17 + 4, Sargkegeln, Galgenmännchen ...*
- Haben Sie schon von unterschiedlichen Bezeichnungen für die Kegel auf den einzelnen Positionen gehört? *Vorderholz (1), Vorderdamen (2), Bauern (2), König (1), Hinterdamen (2), Hinterholz (1).*
- Wissen Sie, wann in Deutschland die heute üblichen, vollautomatischen Kegelbahnen aufkamen? *Ende der 1950er Jahre, die erste wurde 1956 eingeweiht. Davor gab es Kegeljungen, die am Ende der Bahn standen und die Kegel aufbauten.*

Sprüche

Kegeln ist die Kunst, einen Umsturz zu machen, indem man eine ruhige Kugel schiebt.
Jürgen von Manger (Deutscher Schauspieler, Kabarettist und Schriftsteller, 1923–1994).

Wer kegeln will, muss aufsetzen.
Urheber unbekannt.

Wer in der Öffentlichkeit Kegel schiebt, muss sich gefallen lassen, dass nachgezählt wird, wie viele er getroffen hat.
Kurt Tucholsky (Deutscher Schriftsteller und Journalist, 1890–1935).

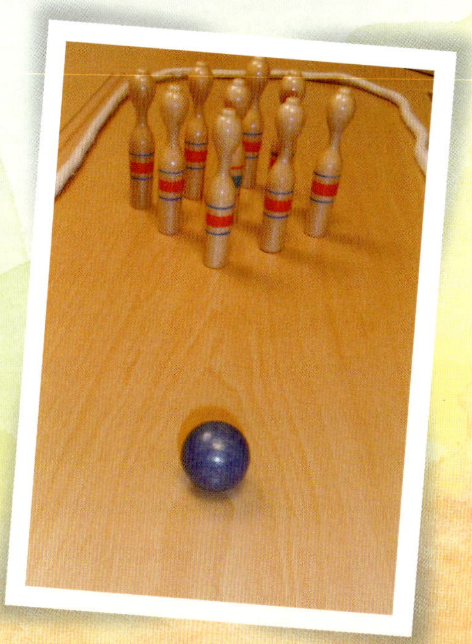

Hasen Hasen-Quiz

Einstieg
In der Osterzeit dreht sich alles um Hasen. Manche kennen sie nur aus Schokolade. Andere haben Erfahrungen mit lebendigen Langohren. Biologisch sind Hasen und Kaninchen nicht enger verwandt und können auch nicht verpaart werden. Doch darum soll es beim Spielen gar nicht gehen.
Im Vordergrund stehen die Einstimmung auf Ostern, die gemeinsame Aktivität in der Gruppe und der Austausch von ganz persönlichen Erfahrungen. Quiz nicht nur bei TV-Sendungen als Zuschauer verfolgen, sondern selbst als Kandidaten wetteifern!

Anzahl der Teilnehmenden
Ab 2 Spieler.

Spielmaterial
- 1 Spielbrett (z.B. Mensch ärgere dich nicht, bearbeitet) oder
- Spielfeldkärtchen in 2 Farben (z.B. die blauen und roten Plättchen aus dem Spiel WABE[8]), farblich abwechselnd als geschlossener Ring auf dem Tisch ausgelegt.
  Anzahl abhängig von Tischgröße und TN-Zahl.
- 1 Spielfigur.
- 1 Augenwürfel.

Anschauungsmaterial
- Hasen aus Plüsch, Keramik oder anderen Materialien.
- Fotobuch oder einzelne Hasenfotos.
- Hasenstall, Futter ...

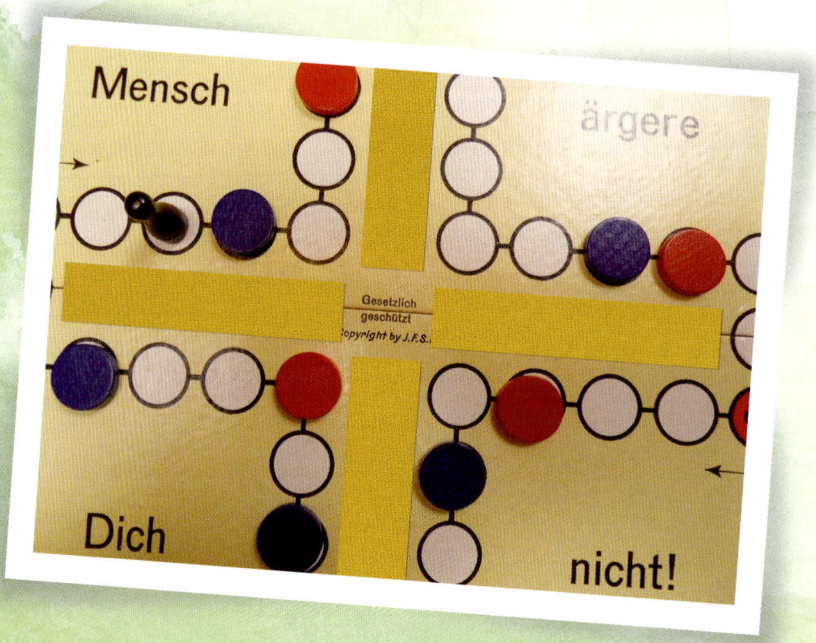

Spiel Hasen-Quiz

Vorbereitung:

Die Felder des Spielbretts in zwei Farben markieren, z.B. mit Knöpfen, Klebepunkten oder durch Punkte mit wasserlöslichen Folienstiften ein Feld blau, ein Feld rot oder in beliebigem Rhythmus, aber gleiche Anzahl von Feldern.

2 Mannschaften bilden – eine rote und eine blaue.

Fragen können entweder von der SL direkt aus dem Buch gestellt oder auf Fragekärtchen übertragen werden, die die TN dann selbst lesen können.

Regel:

Spielfigur an beliebigem Punkt zum Start aufstellen. Die TN würfeln reihum und setzen die Figur entsprechend der Augenzahl vorwärts. Landet die Figur auf einem blauen Feld, hat die blaue Mannschaft das Vorrecht, die nächste Frage zu beantworten. Stoppt die Figur auf einem roten Feld, ist die rote Mannschaft an der Reihe. Kann die Mannschaft ihre Frage nicht oder nicht richtig beantworten, darf die gegnerische Mannschaft ihr Glück versuchen und sich einen Punkt für die Frage erspielen.

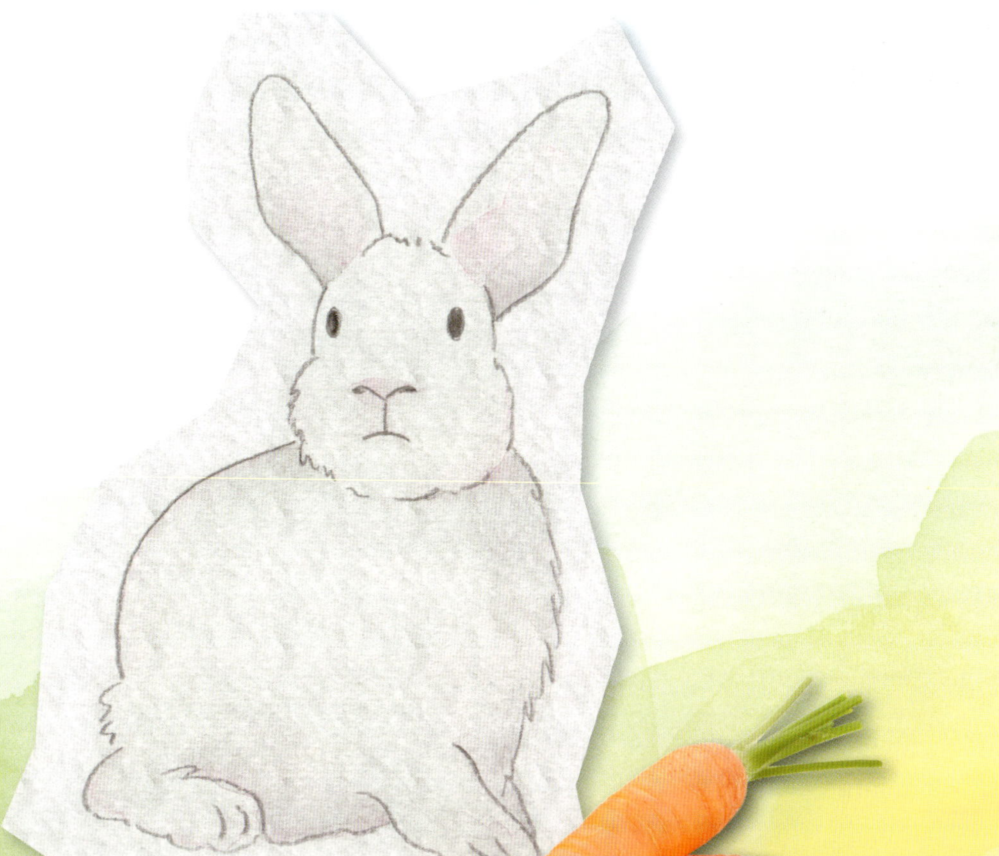

[8] JASPER, Bettina M.: WABE. Spaß haben und trainieren mit Farben und Zahlen. Vincentz Network 2009.

Fragen:

1. Wer liefert sich im Märchen der Brüder Grimm ein Rennen?
   - Der Hase und der Marder.
   - *Der Hase und der Igel.*
   - Der Hase und das Wildschwein.
2. Ein ängstlicher Mensch wird bezeichnet als
   - Hasenmaul.
   - Hasenohr.
   - *Hasenfuß.*
3. Die Ohren des Feldhasen sind
   - *länger als sein Kopf.*
   - kürzer als sein Kopf.
   - genauso lang wie sein Kopf.
4. Als falscher Hase wird bezeichnet:
   - *ein Braten aus Hackfleisch.*
   - eine hasenförmige Schokoladentorte.
   - ein Löffelbiscuit.
5. Wildkaninchen sind
   - Einzelgänger und kommen nur zur Paarung mit Artgenossen zusammen.
   - *Rudeltiere und leben in Kolonien.*
   - leben in festen Partnerschaften.
6. In einer einsamen, verlassenen Gegend sagen sich redensartlich gute Nacht:
   - Hund und Hase.
   - Igel und Hase.
   - *Fuchs und Hase.*
7. Der Goldhase eines Schokoladenherstellers trägt traditionell
   - eine silberne Schleife mit Herz.
   - *eine rote Schleife mit Glöckchen.*
   - einen silbernen Knopf im Ohr.
8. Kaninchen werden
   - *auch als Haustiere gehalten.*
   - leben nur in freier Wildbahn.
   - sind nur im Zoo zu finden.
9. Redensartlich ein alter Hase ist ein
   - ein altbackenes Brot.
   - *erfahrener Mensch, der sich gut auskennt.*
   - ein altes Auto.
10. Die kleinen Mulden, in denen Wildhasen tagsüber schlafen, heißen
    - Riefe.
    - *Sasse.*
    - Becken.
11. Eine Hasenscharte ist ein veralteter Begriff für
    - *eine angeborene Spalte in der menschlichen Oberlippe.*
    - Öffnung im Hochsitz zum Schießen von Hasen.
    - Einschnitt in der Landschaft, Versteck von Hasen.
12. Feldhasen kommen
    - nackt auf die Welt.
    - mit einem schützenden Panzer auf die Welt.
    - *behaart auf die Welt.*
13. Kaninchen haben eine Tragezeit von
    - ca. 1 Woche.
    - ca. 6 Monaten.
    - *ca. 1 Monat.*
14. Das Problem ist erkannt. Da liegt der Hase redensartlich
    - in Soße.
    - *im Pfeffer.*
    - im Stall.
15. Hauskaninchen
    - kommen mit offenen Augen auf die Welt.
    - öffnen ihre Augen wenige Stunden nach der Geburt.
    - *öffnen ihre Augen ab dem 10. Lebenstag.*
16. Die Hase ist
    - *ein Nebenfluss der Ems.*
    - ein weibliches Wildkaninchen.
    - eine Nuss.
17. Eine eigene Rasse ist das
    - *Satinkaninchen.*
    - Samtkaninchen.
    - Baumwollkaninchen.

18. Ein Hase saß im Kinderlied im tiefen
- Keller.
- *Tal.*
- Wald.

19. Die Hasenheide ist bzw. war
- ein Hasenpark in der Lüneburger Heide.
- früher ein Futtermittel für Stallhasen.
- *der von Friedrich Ludwig Jahn eröffnete erste Turnplatz.*

20. Sich gut auskennen, heißt redensartlich: Wissen, wie der Hase
- riecht.
- *läuft.*
- aussieht.

21. Zu den natürlichen Fortbewegungsarten von Hasen und Kaninchen gehören vor allem
- Krabbeln und Kriechen.
- *Hoppeln und Springen.*
- Traben und Galoppieren.

22. Ein Feigling oder Duckmäuser wird bezeichnet als
- *Angsthase.*
- Furchthase.
- Kneifhase.

23. Hauskaninchen werden gezüchtet seit dem
- 19. Jahrhundert.
- 21. Jahrhundert.
- *16. Jahrhundert.*

24. Ein Sprichwort lautet: Viele ... sind des Hasen Tod.
- Möhren.
- *Jäger.*
- Winter.

25. In einem Kinderlied sitzt das Häschen
- im Stall.
- *in der Grube.*
- im Nest.

26. Der deutsche Jurist, Victor von Hase (1834–1860) prägte den Satz: Mein Name ich Hase, ich weiß
- *von nichts.*
- alles.
- nur wenig.

Musik
- Chris Roberts: Mein Name ist Hase.
- Volkslied: Zwischen Berg und tiefem, tiefem Tal saßen einst zwei Hasen.
- Kinderlied: Häschen in der Grube.

Sprüche
Ich jage niemals zwei Hasen auf einmal. *Otto Fürst von Bismarck (Deutscher Politiker und Staatsmann, erster Reichskanzler, 1815–1898).*

Jeder Jäger wird mal ein Hase, früher oder später, denn die Ewigkeit ist lang. *Wilhelm Busch (Deutscher humoristischer Dichter und Zeichner, 1832–1908).*

Tipp:
Selbstverständlich können die Fragen auch ohne Spielbrett beantwortet werden. Doch erfahrungsgemäß üben Spielbrett, Spielfigur und Würfel einen ganz eigenen Reiz aus. Außerdem wird so deutlich, dass nicht nur Wissen, sondern gleichzeitig Glück eine Rolle spielt.

Ostereier Eierspringen

Einstieg
Gefärbte und verzierte Eier gehören traditionell zum Osterfest. Es gibt sie in unzähligen Variationen aus verschiedensten Materialien, zum Dekorieren und zum Essen.
Zum Brauchtum gehört es vielerorts auch, dass mit Eiern gespielt wird: Eierrollen, Eierschlagen, Eierlauf, Eierpusten usw. Fürs Eierspringen kommen Tischtennisbälle zum Einsatz, die mit etwas Fantasie an ungefärbte Eier erinnern, obwohl ihre Form nicht oval ist. Es geht um Auge-Hand-Koordination, Geschicklichkeit und Glück.

Anzahl der Teilnehmenden
Ab 2 Spieler.

Spielmaterial
- Je TN mindestens 1 Tischtennisball.
- 1 Eierpalette oder mehrere Eierkartons (Deckel entfernen).
- Papier und Stift oder Tafel zum Notieren der Punktwertung.

Anschauungsmaterial
- Ostereier aus unterschiedlichen Materialien.
- Unterschiedliche Eierbecher.

Spiel Eierspringen
Vorbereitung:
Die Mulden der Eierpalette oder der Eierkartons gut lesbar mit dickem Filzstift mit Zahlen beschriften. Die Zahlenwerte von 1 bis 6 werden willkürlich den verschiedenen Mulden zugeteilt.
Mit dem Tischtennisball experimentieren, das heißt ihn auf dem Tisch vorsichtig springen lassen und immer wieder auffangen. Solange üben, bis alle ein wenig mit dem Ball und seinen Sprungeigenschaften vertraut sind.
Den Tischtennisball mehrmals auf dem Tisch aufspringen lassen und auf diese Weise in die Eierpalette befördern. Mehrere Versuche.

Regel:
Eierpalette oder mehrere Eierkartons (ohne Deckel) in die Tischmitte stellen.
Die TN sind reihum am Zug. Jeder hat 3 Tischtennisbälle, die nacheinander durch Prellen bzw. Aufspringen auf dem Tisch in die Mulden der Eierpalette befördert werden sollen.
Nach den 3 Würfen werden jeweils die Punkte, die sich aus den Zahlenwerten in den Mulden ergeben, addiert und aufgeschrieben. Wer hat am Ende einer Spielrunde die meisten Punkte erzielt?

Variation:
Wie oben, aber die Gruppe spielt in 2 Mannschaften. Die TN haben dann jeder einen Tischtennisball. Die TN einer Mannschaft sind alle nacheinander an der Reihe. Erst wenn die letzte TN einer Mannschaft an der Reihe war, werden die Tischtennisbälle aus der Palette genommen und die Punkte für die Mannschaft gezählt. Danach ist die zweite Mannschaft am Zug.

Gesprächsimpulse

- Mögen Sie Eier? In welcher Form?
- Wie haben Sie schon Ostereier verziert? *Bemalen, färben, bekleben …*
- Was halten Sie von Gartensträuchern, die mit Ostereiern behängt sind?
- Haben Sie Ostereier in Ihrem Zimmer bzw. Ihrer Wohnung dekoriert?

Musik

Klaus & Klaus: Klingelingeling, klingelingeling, hier kommt der Eiermann.

Sprüche

Enten legen ihre Eier in Stille. Hühner gackern dabei wie verrückt.
Was ist die Folge? Alle Welt isst Hühnereier.
Henry Ford (Gründer der Ford Motor Company, 1863–1947).

Man kann keinen Eierkuchen backen, ohne ein paar Eier zu zerschlagen.
Napoleon Bonaparte (Französischer General, Staatsmann und Kaiser, 1769–1821).

Manche Politiker muss man behandeln wie rohe Eier. Und wie behandelt man rohe Eier?
Man haut sie in die Pfanne.
Dieter Hallervorden (Komiker, Kabarettist und Schauspieler).

Die Henne ist das klügste Geschöpf im Tierreich. Sie gackert erst, nachdem das Ei gelegt ist.
Abraham Lincoln (16. US-amerikanischer Präsident, 1809–1865).

Tipp:

Wird in größerer Runde gespielt, sollten die von ihren Deckeln befreiten Eierkartons am besten auf eine Unterlage aus Karton geklebt werden. Dann sind sie insgesamt beweglich und können bei Bedarf dem Tischtennisball entgegengeschoben werden.

Beim Spiel als Mannschaftswettbewerb kann ein Mannschaftsmitglied den Ball prellen, ein anderes die Palette so hinschieben, dass der Ball möglichst günstig hineinfällt.

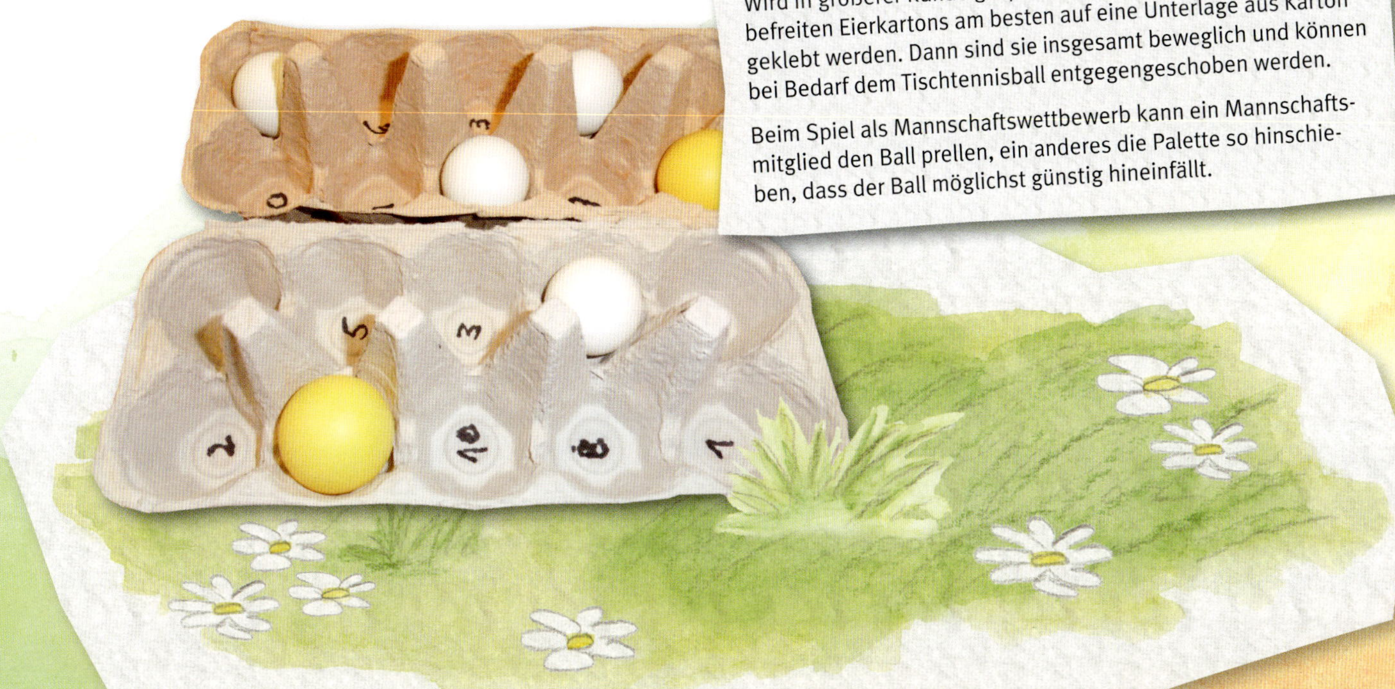

Wetter Kleine Wetter(k/r)unde

Einstieg
Der April ist bekannt für sein wechselhaftes Wetter. So ist dieser Monat gut geeignet für einen Gedankenspaziergang durch alles, was das Wetter sonst im Lauf des gesamten Jahres zu bieten hat. Bei diesem Würfelspiel geht es darum, miteinander ins Gespräch zu kommen, Erfahrungen auszutauschen und gemeinsam Spaß zu haben.

Anzahl der Teilnehmenden
Ab 2 Spieler.

Spielmaterial
- 1 Spielbrett (z.B. Mensch ärgere dich nicht, bearbeitet) oder
- Spielfeldkärtchen in 2 Farben (z.B. die blauen und roten Plättchen aus dem Spiel WABE[9]), farblich abwechselnd als geschlossener Ring auf dem Tisch ausgelegt. Anzahl abhängig von Tischgröße und TN-Zahl.
- 1 Spielfigur.
- 1 Augenwürfel.

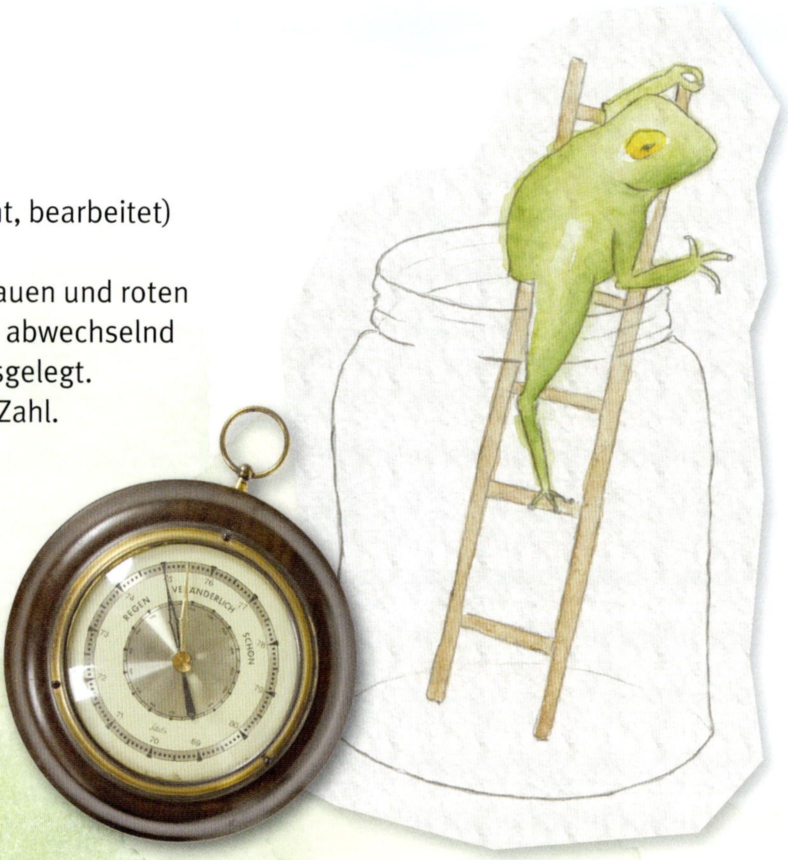

Anschauungsmaterial
- Wetterkarte aus der Tageszeitung.
- Wetterhäuschen.
- Barometer.
- Regenschirm.
- Regenkleidung.

Spiel Kleine Wetter(k/r)unde
Vorbereitung:
Eine Reihe von Feldern auf dem Spielbrett als Aufgaben- bzw. Fragefelder markieren (mindestens 10), z.B. mit Klebepunkten oder durch Punkte mit wasserlöslichen Folienstiften.
Bei Bedarf die Fragen und Aufgaben auf Kärtchen übertragen, so dass sie von den TN selbst gelesen werden können. Andernfalls liest die SL die Aufgaben direkt aus diesem Buch vor.

Regel:
Spielfigur an beliebiger Stelle zum Start positionieren.
Reihum mit dem Augenwürfel würfeln und die gemeinsame Spielfigur entsprechend viele Felder im Uhrzeigersinn weitersetzen. Landet die Figur auf einem markierten Fragen-/Aufgabenfeld, diese Aufgabe gemeinsam lösen. Wer die Figur gesetzt hat, hat immer Vorrang bei der Lösung der Aufgabe. Danach sind alle anderen an der Reihe.

Fragen und Aufgaben:

1. Welche Niederschlagsformen haben Sie schon im April erlebt? *Regen, Hagel, Schnee, Nebel ...*
2. Lesen, hören oder sehen Sie sich regelmäßig die Wettervorhersage an?
3. Halten Sie die Wettervorhersagen für zuverlässig?
4. Was stellen Sie sich unter dem sprichwörtlichen Aprilwetter vor? *launisches, wechselhaftes Wetter mit schnellem Wechsel von Sonne, Regen, Schnee, Bewölkung, kurzen Schauern, kräftigem Wind ...*
5. Kennen Sie Sprichworte über das Aprilwetter? *April, April, der macht, was er will. Aprilwetter und Kartenglück wechseln jeden Augenblick. April und Weiberwill ändern sich schnell und viel ...*
6. Wie heißen die kleinen Messstationen (Hygrometer), bei denen abhängig von der Luftfeuchtigkeit im Wechsel zwei Figuren herausschauen – der Regenmann und die Sonnenfrau? *Wetterhäuschen.*
7. Welche Arten von Wolken kennen Sie? *Gewitterwolken, Regenwolken, Schäfchenwolken, Federwolken, Schleierwolken, Haufenwolken ...*
8. In welcher Maßeinheit wird im deutschsprachigen Raum die Temperatur angegeben? *Grad Celsius oder Kelvin.*
9. Wie werden Hochdruckgebiete und Tiefdruckgebiete benannt? *Mit männlichen und weiblichen Vornamen. In geraden Jahren tragen die Hochdruckgebiete männliche und die Tiefdruckgebiete weibliche Vornamen. In ungeraden Jahren ist es umgekehrt.*
10. Beschreiben Sie das Wetter an einem sprichwörtlichen Apriltag vom Sonnenaufgang bis zum Sonnenuntergang!
11. Es regnet. Produzieren Sie in der Gruppe die Geräusche eines Regenschauers vom langsamen Aufziehen bis zum Abklingen! *Handflächen reiben, Fingertrommeln, klatschen, trampeln ... und wieder gegenläufig.*

Tipp:

Die Fragen als Gesprächsimpulse nutzen, also nicht nur kurz beantworten und gedanklich abhaken!

Mehrere Lösungen gelten lassen.

Nach Erfahrungen der TN fragen.

Ideen der TN aufgreifen, z.B. bei der Geräuscheproduktion.

Musik

- Reinhard Mey: Das Sauwetterlied.
- Rolf Zuckowski: Das Wetter.

Sprüche

Ein Monat, in dem das Wetter so unzuverlässig ist, dass es manchmal mit den Vorhersagen übereinstimmt. *Wolfram Weidner (Deutscher Journalist).*

Sonnenschein ist köstlich, Regen erfrischend, Wind fordert heraus, Schnee macht fröhlich; im Grunde gibt es kein schlechtes Wetter, nur verschiedene Arten von gutem Wetter.
John Ruskin (Britischer Schriftsteller, Maler und Sozialphilosoph, 1819–1900).

[9] JASPER, Bettina M.: WABE. Spaß haben und trainieren mit Farben und Zahlen. Vincentz Network 2009.

Bienen Waben würfeln

Einstieg
Die Obstbäume blühen. Da herrscht in den Bienenhäusern Hochbetrieb. Die Bienen liefern nicht nur Honig, sondern sie sorgen mit dem Bestäuben der Blüten außerdem dafür, dass wir später im Jahr Früchte ernten können.
Honigbienen bauen ihre Nester als Wabengebilde mit sechseckigen Zellen. Das Wachs zur Herstellung der Waben produzieren sie mit ihren Wachsdrüsen. Die Waben dienen der Aufzucht von Larven und der Lagerung von Honig und Pollen.
Das Spielmaterial der WABE erinnert in seiner Form an die Bauten der Bienenvölker. Viele kleine, wabenförmige Plättchen lassen sich zu unterschiedlichen Gebilden zusammenbauen.

Anzahl der Teilnehmenden
2–6 Spieler.

Spielmaterial
- 1 Spiel WABE[10] – daraus ein Teil der Waben und der Farbwürfel.
- Alternativ: selbst hergestellte Farbplättchen.

Anschauungsmaterial
- Bilder von Bienen und Imkerei.
- Honig.

Spiel Waben würfeln
Vorbereitung:
Das Material kennen lernen: Die Waben zu unterschiedlichen Gebilden zusammenlegen, Muster bilden, Mosaiken bauen.
Das Spielfeld auslegen: Von der schwarzen Wabe in der Mitte ausgehend, 3–6 Strahlen aus Waben legen, Farbfläche nach oben.
Anzahl der Waben und Strahlen anpassen an Zeitrahmen, Platz und Anzahl der TN. Für einen kurzen Durchgang von ca. fünf Minuten genügen 6 Strahlen mit je 4 Waben in unterschiedlichen Farben.

Regel:
Reihum mit dem Farbwürfel würfeln.
Nach jedem Wurf, wenn möglich, eine Wabe der gewürfelten Farbe vom Ende eines beliebigen Strahls wegnehmen.
Liegt keine Wabe in der gewürfelten Farbe am Ende eines der Strahlen, geht das Spiel beim nächsten TN weiter.
Es wird gespielt, bis am Ende nur noch die schwarze Wabe in der Mitte übrig bleibt.
Wer hat am Ende die meisten Waben erwürfelt?
Zum Vergleich Waben aufeinander stapeln und die Höhe der Stapel vergleichen. Bei genügend Zeit einen weiteren Durchgang zur Revanche spielen!

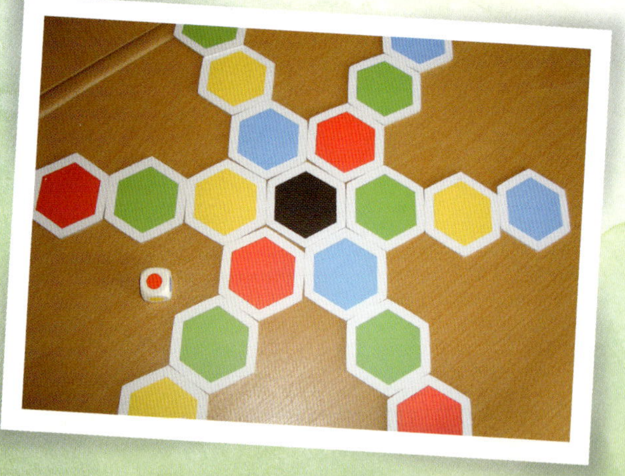

Variation 1:
Wie oben. Aber jeder TN hat einen eigenen Farbstrahl vor sich, den es abzubauen gilt. Die Farbfolge legt jeder TN selbst beim Auslegen des eigenen Strahls fest. Hier dürfen Waben nur vom Ende des eigenen Strahls weggenommen werden. Wer ist zuerst bis zur schwarzen Wabe vorgedrungen?

Variation 2:
Wie oben. Aber es wird mit der Zahlenseite der Waben gespielt. Dabei nur die Zahlen 1–6 durcheinander und farblich gemischt als Strahlen auslegen und mit einem Augenwürfel spielen. Werden alle Waben, also auch die Zahlen 7–12 ins Spiel genommen, werden beide Augenwürfel benötigt.

Gesprächsimpulse

- Haben Sie schon einmal ein Bienenvolk oder einen Bienenstock aus der Nähe gesehen?
- Kennen Sie die drei unterschiedlichen Bienenwesen? *1 Königin, einige hundert Drohnen (Männchen, leben nur im Sommer), zehntausende Arbeitsbienen.*
- Welche Eigenschaft wird der Biene nachgesagt? *Fleiß.*
- Sind Sie jemals von einer Biene gestochen worden?
- Welche Arten von Honig kennen Sie? *Akazienhonig, Blütenhonig, Tannenhonig …*
- Was wissen Sie vom so genannten Bienensterben?
  Seit einigen Jahren kommt es zu periodisch auftretendem, massenhaftem Sterben von Bienenvölkern. Durch die Bedrohung der Bienen ist das gesamte Ökosystem gefährdet.

Musik

Karel Gott: Biene Maja.

Sprüche

Wenn die Biene einmal von der Erde verschwindet, hat der Mensch nur noch vier Jahre zu leben. Keine Bienen mehr, keine Bestäubung mehr, keine Pflanzen mehr, keine Tiere mehr, kein Mensch mehr.
Albert Einstein (Nacheinander Staatsbürger mehrerer Länder, in Deutschland geborener Physiker, 1879–1955).

Was dem Schwarm nicht nützt, das nützt auch der einzelnen Biene nicht.
Marc Aurel (Römischer Philosoph, 161–180 römischer Kaiser, 121–180 n. Chr.).

Eine Biene beschämt durch den Bau ihrer Wachszellen manchen menschlichen Baumeister. Was aber von vornherein den schlechtesten Baumeister vor der besten Biene auszeichnet, ist, dass er die Zelle in seinem Kopf gebaut hat, bevor er sie in Wachs baut.
Karl Marx (Deutscher Gesellschaftskritiker, Protagonist der Arbeiterbewegung, Theoretiker des Kommunismus, 1818–1883).

Tipp:

Beim Auslegen der Strahlen darauf achten, dass die Farbfolge unterschiedlich ist und jede der vier Farben irgendwo am Ende eines Strahls auftaucht.

Die TN nach Vorgaben selbst das Spielfeld mit den Strahlen aufbauen lassen. Dabei werden sie mit dem Material vertraut und müssen sich miteinander verständigen, über das Vorgehen abstimmen.

[10] JASPER, Bettina M.: WABE. Spaß haben und trainieren mit Farben und Zahlen. Vincentz Network 2009.

Hüte Schlapp hat seinen Hut verloren

Einstieg

Im Frühjahr startet für so manche Dame die Hutsaison. Ob bei Feierlichkeiten, zum Besuch auf der Rennbahn oder ganz einfach als Sonnenschutz im Alltag – die feine Dame geht mit Hut. Und für elegante Herren gehören Kopfbedeckungen ebenso zum Outfit.
Spielerisch lässt sich das Thema zum Beispiel mit dem Brettspiel-Klassiker „Fang den Hut" begleiten. Dieser unterhaltsame Mensch ärgere dich nicht-Abkömmling ist vielen alten Menschen bekannt. Die einfachen Regeln sind sehr schnell zu erlernen. Die Spielfiguren – Hütchen – dürfen sich in alle Richtungen über die Felder eines wagenradähnlichen Spielplans bewegen. Anders als beim Mensch ärgere dich nicht, werden hier Hütchen durch Überstülpen eingefangen statt geschlagen. Wer am Ende die meisten Hütchen eingefangen hat, gewinnt.
Mit einem echten Hut als Material funktioniert das Sprech- und Pfänderspiel „Schlapp hat den Hut verloren". Auch dieses Spiel kennen viele alte Menschen noch aus ihrer Kindheit oder aus gemeinsamer Aktivität mit Kindern und Enkelkindern. Dabei sind sprachliche Fähigkeiten ebenso gefordert wie Aufmerksamkeit, Reaktion und schnelles Verarbeiten von Information.

Anzahl der Teilnehmenden

Ab 5 Spieler.

Spielmaterial

- 1 Hut.

Anschauungsmaterial

- Verschiedene Kopfbedeckungen – Hüte, Kappen, Mützen ...
- 1 Handspiegel.
- Bei Durchführung als Pfänderspiel: Chips, Streichhölzer, Münzen o.Ä. als symbolisches Pfand, je TN bzw. je Mannschaft 5 Stück.

Spiel Schlapp hat den Hut verloren

Vorbereitung:

Alle TN sitzen im Kreis.
Jeder TN erhält eine Nummer. Dazu reihum im Kreis durchzählen.

Regel:

Nummer 1 beginnt und sagt: „Schlapp hat den Hut verloren." Dann nennt er die Nummer einer anderen, beliebigen TN, z.B. „4 hat ihn" und wirft bzw. reicht den Hut der TN mit der entsprechenden Nummer. Nummer 4 nimmt den Hut an und sagt z.B. „4 hat ihn nicht, 2 hat ihn" und gibt den Hut an TN Nummer 2. Nummer 2 setzt in gleicher Weise fort und sagt z.B. „2 hat ihn nicht, 3 hat ihn" und wirft den Hut zu Nummer 3 usw.
Gemeinsames Spielziel ist, möglichst viele, fehlerfreie Hutwechsel zu schaffen. Die SL übernimmt das Zählen. Nach jedem Versprecher oder Fehler bei der Hutweitergabe wird wieder neu gezählt.

Tipp:

Geben Sie den TN Gelegenheit, sich mit unterschiedlichen Hüten im Spiegel zu betrachten!

Beim Pfänderspiel in Mannschaften macht es den TN oft Freude, sich selbst als Mannschaft Namen zu geben, z.B. „Die Fröhlichen", „Die Cleveren", „Die Schnellsprecher" usw. So müssen sich die TN gleich zu Beginn miteinander verständigen und es entsteht mehr Teamgeist.

Variation 1:
Wie oben. Aber anstelle der Nummern benutzt die Gruppe die Namen der TN. „Schlapp hat den Hut verloren, Frau Denz hat ihn". „Frau Denz hat ihn nicht, Herr Kutscher hat ihn" usw.

Variation 2:
Wie oben. Aber die TN bilden 2 Mannschaften, z.B. Nummer 1 bis Nummer 3 sind Mannschaft A, Nummer 4 bis Nummer 6 Mannschaft B.
Wer sich verspricht oder den Hut an die falsche Person weitergibt, gibt aus dem Mannschafts-Bestand ein Pfand ab (einen Chip o.Ä.).
Hat eine Mannschaft alle ihre Pfänder verspielt, beginnt das Auslösen der Pfänder. Dafür stellt eine gegnerische Mannschaft Aufgaben: ein Gedicht aufsagen, ein Lied singen, eine Bewegungsübung erfinden ...
Sobald alle Pfänder ausgelöst sind, ist das Spiel beendet.

Gesprächsimpulse

- Haben Sie ein Hutgesicht? *Verschiedene Hüte aufprobieren und TN im Spiegel betrachten lassen!*
- Welche Hutarten kennen Sie? *Sonnenhut, Melone, Zylinder ...*
- Wie werden Hüte aufbewahrt? *Hutschachteln ...*
- Aus welchen Materialien werden Hüte hergestellt? *Filz, Stroh, Leder ...*
- Womit lassen sich Hüte dekorieren? Mit *Federn, Hutnadeln, Bändern ...*
- Fallen Ihnen Spiele ein, die mit Hüten zu tun haben? *Fang den Hut, Hütchenspiel ...*

Musik

– Ilse Werner: Wir machen Musik, da geht uns der Hut hoch,
– Kinderlied: Mein Hut, der hat drei Ecken.

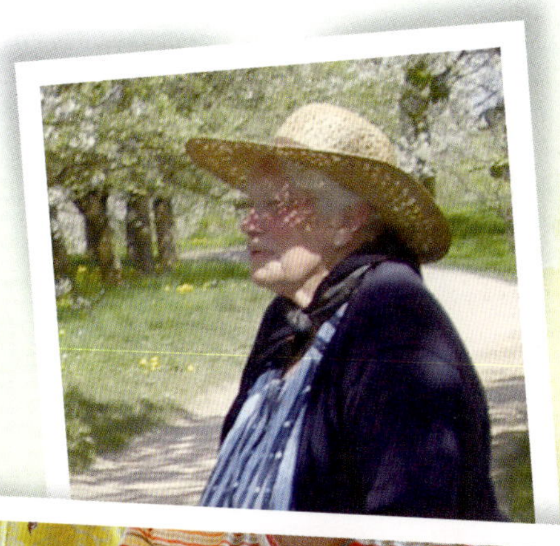

Sprüche

Wer vor jedem Unbedeutenden den Hut zieht, wird kahl.
Volksmund.

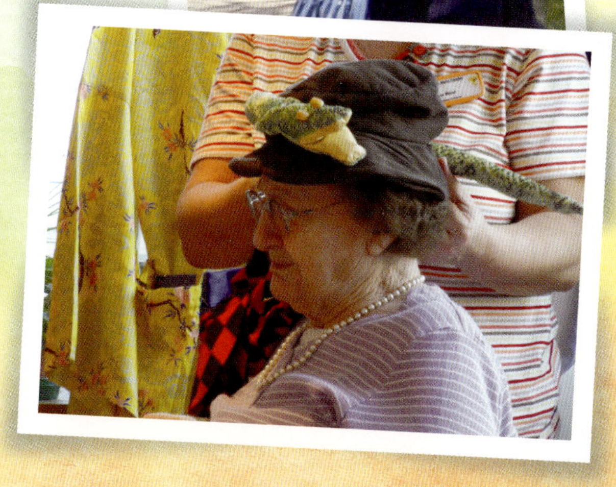

Es lohnt sich, keinen Hut zu tragen, endet der Mensch bereits am Kragen.
Heinz Erhardt (Deutscher Humorist, Schauspieler, Musiker und Dichter, 1909–1979).

Es lohnt sich nicht, sich an einen Strohhut zu klammern.
Heinz Erhardt.

Das Hutabnehmen ist eine Abkürzung unsres Körpers, ein Kleinermachen.
Georg Christoph Lichtenberg (Deutscher Schriftsteller und Physiker, 1742–1799).

Schubladen Schachtel-Lotto

Einstieg

Schubladen sind Behälter, die meist dazu dienen, Ordnung zu schaffen. In ihnen lassen sich beliebige Gegenstände verstauen, so dass sie aus dem Blickfeld verschwinden. Charakteristisch für eine Schublade ist, dass sie sich durch Schieben öffnen und schließen lässt.
Im Spiel symbolisieren Streichholzschachteln solche Schubladen, haben sie doch einen ähnlichen Mechanismus. Das Spiel soll einerseits dazu anregen, sich mit den Dingen zu beschäftigen, die in den Schachteln enthalten sind. Andererseits soll es im Gespräch darum gehen, was die Schubladen der TN enthalten – ganz konkret die Laden in deren Möbelstücken, aber auch die symbolischen Denkschubladen.

Anzahl der Teilnehmenden

Ab 2 Spieler.

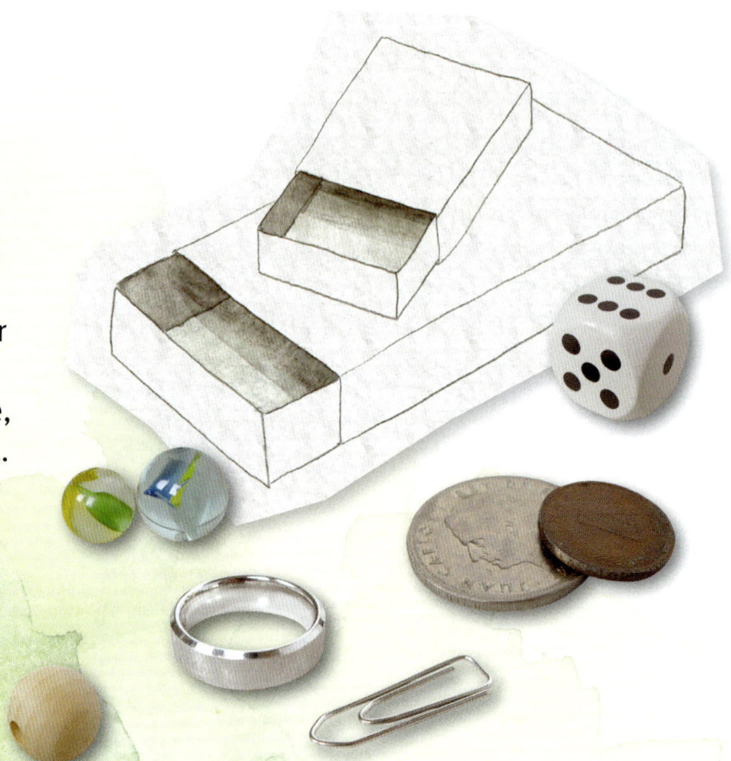

Spielmaterial

- 16 leere Streichholzschachteln.
- 1 Spielplan mit 16 Feldern, jedes mindestens in der Größe einer Streichholzschachtel.
- Mindestens 16 kleine Gegenstände, die jeder in eine Streichholzschachtel passen, z.B. Geldstück, Büroklammer, kleiner Stein, Perle, Murmel, Fingerring, Spielfigur, Würfel, Reis ...

Anschauungsmaterial

- Kleine Gegenstände, die in eine Streichholzschachtel passen.
- Leere Schublade.

Spiel Schachtel-Lotto

Vorbereitung:
Gemeinsam Vorschläge sammeln, welche Gegenstände in eine Streichholzschachtel passen. Anschließend die vorhandenen, kleinen Gegenstände auf den Tisch legen, daneben den Spielplan. Alle Gegenstände betrachten und besprechen. Falls mehr als 16 Teile vorhanden sind, gemeinsam eine Auswahl treffen. Die ausgewählten 16 Gegenstände auf den Feldern des Spielplans verteilen. Nacheinander und für alle sichtbar jeden Gegenstand in seine „Schublade", eine Streichholzschachtel, legen und diese verschließen.
Das entsprechende Wort zum Inhalt, also z.B. „Münze", gut lesbar in das Kästchen schreiben, in dem der Gegenstand vorher lag. Sind alle Gegenstände in ihren „Schubladen" verschwunden und alle Felder auf dem Spielplan beschriftet, kann das eigentliche Spiel losgehen.

Regel:
Alle 16 Schachteln mischen. Gemeinsam durch Schütteln der Schachteln (ohne sie zu öffnen!) herausfinden, welche Schublade welchen Gegenstand verbirgt. Dazu dürfen sich die TN miteinander beraten. Sobald Einigkeit über den möglichen Inhalt besteht, die Schachtel auf dem entsprechenden Spielfeld mit dem passenden Begriff positionieren. Sind alle 16 Schachteln untergebracht, natürlich teils mit Raten, folgt die Kontrollrunde. Wie gut war die Einschätzung? Liegen alle an der richtigen Stelle? Das Öffnen der Schublade bringt den tatsächlichen Inhalt zutage.
Bei genügend Zeit: Ergebnis feststellen – jede richtige Zuordnung ergibt 1 Punkt.
Danach neu mischen und einen zweiten Durchgang spielen. Gibt es mehr Richtige?

Variation 1:
Wie oben. Aber die Streichholzschachteln sind auf den Unterseiten, also auf dem Tisch liegend nicht sichtbar, nummeriert.
Es wird als Wettbewerb zwischen Einzelnen oder Mannschaften gespielt.
Verpacken der Gegenstände in die „Schubladen", ohne die Nummern auf den Unterseiten anzusehen. Anschließend Schachteln mischen.
Danach alle Schachteln zum Raten herumgeben, bewegen, schütteln. Dabei ist natürlich erlaubt, die Nummern anzusehen.
Jeder TN oder jede Mannschaft hat Zettel und Stift und notiert die vermuteten Schachtelinhalte, zugeordnet zu den Nummern 1–16.

Variation 2:
Wie Variation 1. Aber es ist den TN erlaubt, sich bereits beim Zuordnen und Einpacken der Gegenstände in die Schachteln die Nummern zu merken. Dann können nicht nur diejenigen punkten, die über eine gute Wahrnehmung verfügen, sondern ein trainiertes Gedächtnis hilft ebenso.

Gesprächsimpulse

- Wie halten Sie Ordnung in Schubladen? *Regelmäßiges Aufräumen, mit unterteilenden Einsätzen ...*
- Was würden wir finden, wenn wir eine Ihrer „Kramschubladen" öffnen?
- Wo überall können Ihnen im Alltag Schubladen begegnen?
  Möbelstücke, Bibliothekskataloge, DVD-Player, Autositze ...
- Was verstehen Sie unter dem Begriff Schubladendenken? Was halten Sie davon?

Musik

Malvina Reynolds: Little Boxes
(Text in deutscher Übersetzung).

Sprüche

Das Gemüt der meisten Menschen ist wie eine antike Kommode: Lauter kleine Schubladen, nur die unterste ist riesengroß.
Volksmund.

Mach die große Schublade auf, steck deinen Kopf hinein und mach die Schublade solange auf und zu, bis du kapierst, dass Schubladen wehtun, wenn du versuchst, Menschen in sie hineinzupressen.
Volksmund.

Tipp:

Spielpläne müssen nicht immer wieder neu erstellt werden. Viele lassen sich mehrfach einsetzen und für unterschiedliche Spiele nutzen. Fürs Schachtel-Lotto lässt sich z.B. der gleiche Spielplan verwenden wie für Würfel-Bingo (siehe S. 14).

Abhängig von der Anzahl der TN, der zur Verfügung stehenden Zeit und dem Material, lässt sich das gleiche Spiel mit weniger Schachteln und einem kleineren Spielplan durchführen, z.B. mit einem Raster 3 x 3, also neun Schubladen.

Maikäfer **Maikäfer würfeln**

Einstieg
Mit ihren sechs Beinen und zwei Flügelpaaren sind sie wieder unterwegs, die Maikäfer.
Etwas unbeholfen, brummen sie mit ca. 8 km pro Stunde durch die Lüfte. Weil Maikäfer am liebsten Blätter mögen, in kurzer Zeit ganze Bäume kahl fressen und ihre Larven unter der Erde Wurzeln und Pflanzen knabbern, wurden sie jahrzehntelang massiv bekämpft. In ihrer kurzen Lebenszeit von nur wenigen Wochen fressen, schlafen, paaren sie sich und sterben anschließend. Vorher legt das Weibchen noch 60–80 Eier in die Erde ab. Daraus entstehen die Engerlinge. Diese Larven fressen sich drei bis sechs Jahre lang durch die Erde.
Es gibt wohl kaum einen alten Menschen, der nicht eine Geschichte über Maikäfer erzählen kann. Früher gingen Kinder regelmäßig auf Maikäferfang.

Anzahl der Teilnehmenden
2–6 Spieler.

Spielmaterial
- Streichhölzer, je TN 10 Stück.
- 2 Augenwürfel.

Anschauungsmaterial
- Bilder von Maikäfern.
- Schokoladenmaikäfer.

Spiel **Maikäfer würfeln**
Vorbereitung:
An alle TN je 10 Streichhölzer verteilen.
Alle TN reihum eine Nummer erwürfeln lassen, also eine Zahl zwischen 1 und 6.

Regel:
Es wird mit 2 Würfeln gespielt und reihum mit beiden gleichzeitig gewürfelt.
Ziel ist, dass jeder TN Streichholz für Streichholz einen Maikäfer nach dem nebenstehenden Schema legt. Legen darf nur, wer Würfelglück hat und dadurch ans Spiel kommt.
Bei jedem Wurf dürfen, unabhängig davon, wer würfelt, die TN mit den gewürfelten Nummern mit dem Aufbau ihres Maikäfers beginnen, das heißt ein Streichholz legen. Liegen beim ersten Wurf z.B. die Zahlen 3 und 5, so dürfen die Spieler mit diesen Nummern anfangen und ihr erstes Hölzchen legen.
Der Fühler darf nur bei einem Paschwurf gelegt werden, also wenn beide Würfel die gleiche Augenzahl anzeigen, die gleichzeitig die Nummer dieses TN ist. Gewonnen hat, wer zuerst den Maikäfer vervollständigt.

Tipp:

Hübscher als Streichhölzer sind bunte Legehölzchen, die es im Spielwaren- und Bastelbedarf in Streichholzschachteln günstig zu kaufen gibt.

Bei Verwendung von Streichhölzern eventuell die Zündköpfe abschneiden.

Das Spielebuch, Bettina M. Jasper © Vincentz Network GmbH & Co. KG, Hannover 2013, ISBN 978-3-86630-236-5

Gesprächsimpulse

- Haben Sie als Kind Maikäfer gesammelt?
- Beschreiben Sie einen Maikäfer! *Braune Flügel mit schwarz-weiß gezackten Körperseiten.*
- Kennen Sie Herrn Sumsemann aus Peterchens Mondfahrt? *Im Märchen von Gerdt von Bassewitz fliegt der Maikäfer, Herr Sumsemann, mit zwei Menschenkindern zum Mond.*
- Wussten Sie schon, dass bis Mitte des 20. Jahrhunderts Maikäfer in Deutschland nicht nur als Hühnerfutter genutzt wurden, sondern auch in der Küche Verwendung fanden? *Ohne Flügel und Beine in Butter angeröstet, zu Maikäfersuppe verarbeitet oder kandiert als Dessert.*

Musik

– Reinhard Mey: Es gibt keine Maikäfer mehr.
– Kinderlied: Maikäfer, flieg!

Text

Wilhelm Busch: Max und Moritz, 5. Streich. Jeder weiß, was so ein Maikäfer ...

Spruch

Jeder dumme Junge kann einen Käfer zertreten. Aber alle Professoren der Welt können keinen herstellen.
Arthur Schopenhauer (Deutscher Philosoph, 1788–1860).

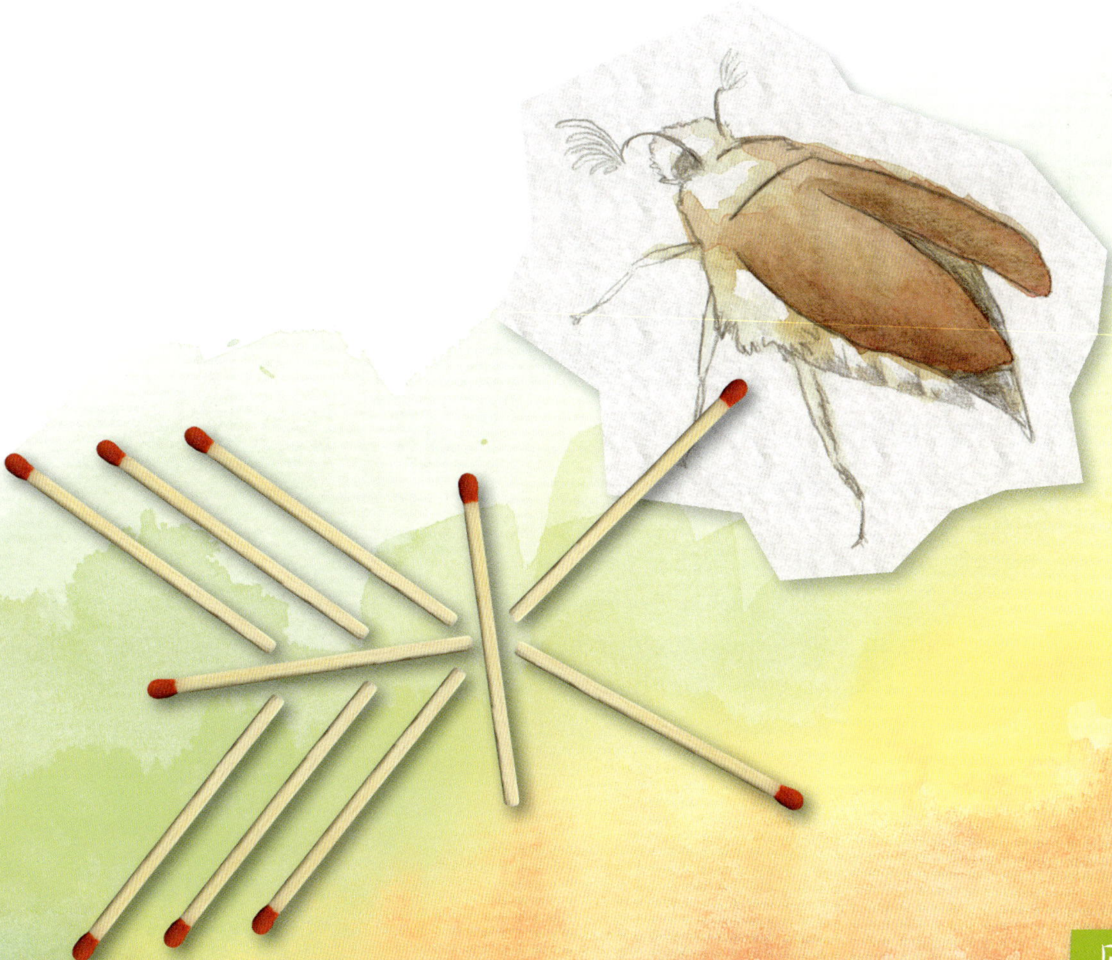

Paare Kartenpaare schwarz & rot

Einstieg
Der Wonnemonat Mai ist traditionell ein beliebter Hochzeitsmonat. In dieser Zeit finden sich viele menschliche Paare. Doch es gibt auch Paare bei Gegenständen – zwei zusammengehörige Dinge wie ein Paar Schuhe oder ein Paar Wiener Würstchen.
Um Zusammengehöriges geht es auch beim Kartenspiel. Hier werden Paare aus ähnlichen Karten gesucht.

Anzahl der Teilnehmenden
Ab 2 Spieler, bei mehr als 6 TN zwei oder mehr Kleingruppen bilden.

Spielmaterial
- 1 normales Kartenspiel (bei nur 2 TN ein Skatspiel mit 32 Blatt, bei mehreren TN die Hälfte eines Rommméspiels, also 52 Blatt.).

Anschauungsmaterial
- Verschiedene paarige Gegenstände – ein Paar Ohrringe, Handschuhe ...
- Bilder von Paaren.

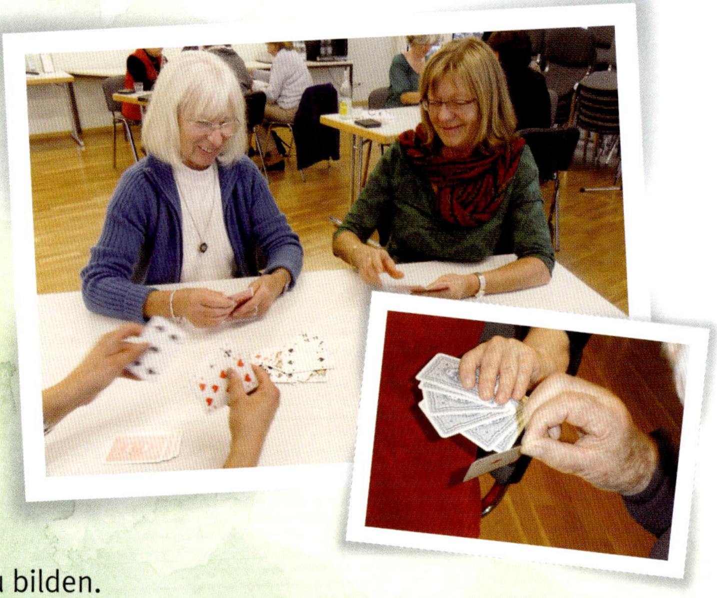

Spiel Kartenpaare schwarz & rot
Vorbereitung:
Mehrere Spielkarten auslegen, Symbole (Kreuz, Pik, Herz und Karo) und Kartenwerte besprechen. Beispielpaare bilden. Ein Paar ist jeweils eine schwarze und eine rote Karte mit gleichem Wert, also z.B. Kreuz-Ass und Herz-Ass, Pik-Dame und Herz-Dame, Kreuz-Sieben und Karo-Sieben usw. Spielkarten mischen.

Regel:
An alle TN je 6 Karten austeilen. Übrige Karten als Stapel in die Mitte legen. Ziel ist, Kartenpaare zu bilden.
Zu Beginn überprüfen alle, ob sie bereits ein Paar in der Hand halten. Ist das der Fall, legen sie es ab und ziehen dafür 2 neue Karten vom Stapel. Bei einem beliebigen TN beginnen. Spieler A hält seine Karten verdeckt der linken Nachbarin, Spielerin B, hin. Diese zieht eine beliebige Karte. Dann kontrolliert sie, ob die neue Karte mit einer ihrer bereits vorhandenen ein Paar bildet. Wenn ja, legt sie dieses vor sich ab und zieht 2 neue Karten vom Stapel. Falls nein, hält sie gleich ihre Karten ihrem linken Nachbarn zum Ziehen hin. Spieler C verfährt ebenso. Sind keine Karten mehr auf dem Stapel in der Mitte, wird einfach mit gegenseitigem Ziehen weitergespielt, bis alle Karten zu Paaren kombiniert sind. Wer hat am Ende die meisten Paare vor sich liegen?

Gesprächsimpulse

- Ist das Leben zu zweit leichter?
- Es gibt nicht nur Paare als Lebenspartner. Welche Paare fallen Ihnen noch ein? *Geschwister-/ Zwillingspaar, Paarungen im Fußballturnier, Tanzpaar, ein Paar Würstchen, Schuhe, Handschuhe ...*
- Was alles ist im und am menschlichen Körper doppelt/paarig vorhanden? *Augen, Ohren, Lungenflügel, Hände, Füße ...*
- Welche berühmten Paare gibt es in Literatur, Film und Kunst? *Don Camillo & Peppone, Tristan & Isolde, Max & Moritz, Dick & Doof ...*
- Kennen Sie Tiere, die als Paare zusammenleben? *Schwäne, Störche ...*

Musik

Georgie Fame: Ballad of Bonnie & Clyde.

Sprüche

Allein ist der Mensch ein unvollkommenes Ding; er muss einen zweiten finden, um glücklich zu sein.
Blaise Pascal (Französischer Mathematiker, Physiker, Literat und Philosoph, 1623–1662).

Die Ehe ist der Versuch, zu zweit mit Problemen fertig zu werden, die man allein nie gehabt hätte.
Woody Allen (US-amerikanischer Komiker, Regisseur, Autor und Schauspieler).

Raum ist in der kleinsten Hütte für ein glücklich liebend Paar.
Friedrich Schiller (Deutscher Dichter und Philosoph, 1759–1805).

Gleiches Gut, gleiches Blut, gleiche Jahre, gibt die besten Paare.
Volksmund.

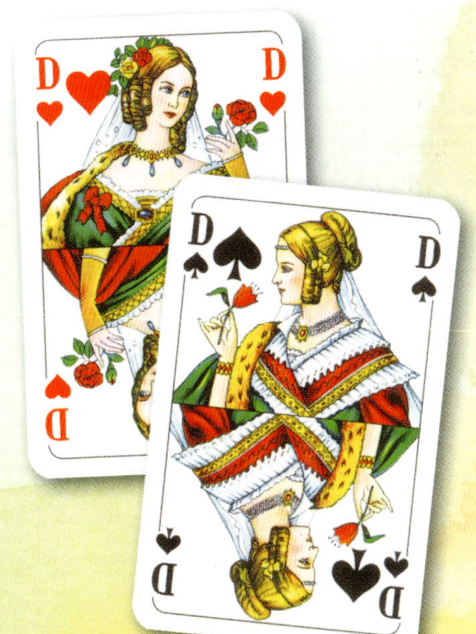

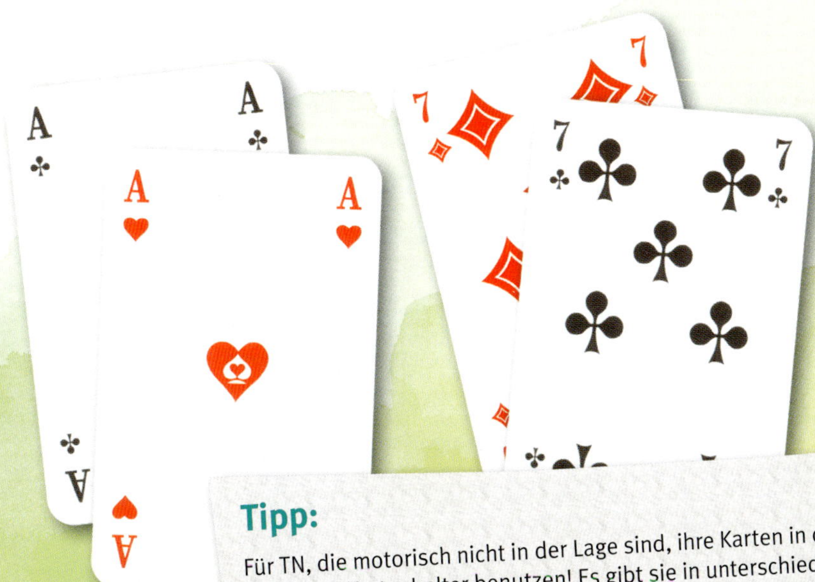

Tipp:

Für TN, die motorisch nicht in der Lage sind, ihre Karten in der Hand zu halten, Kartenhalter benutzen! Es gibt sie in unterschiedlichen Ausführungen im Spielefachhandel und im Therapiebedarf.

Günstig sind gebogene Spielkartenhalter aus Holz zum Hinstellen.

Solche Kartenhalter sind sinnvolle Geschenke für alte Menschen. Geben Sie Angehörigen einen Tipp!

Stammtisch 15 gewinnt

Einstieg

Stammtische gibt es überall in Deutschland, insbesondere in ländlichen Regionen. Dabei kann es sich sowohl um eine mehr oder weniger feste Gruppe von Menschen handeln, die sich trifft als auch ganz gegenständlich um den Tisch, der einheimischen Stammgästen eines Lokals immer für unorganisierte Treffen freigehalten wird.
War die Teilnahme am Stammtisch traditionell Männern vorbehalten und in erster Linie den „Honoratioren“ wie Bürgermeister, Arzt, Apotheker usw., so ist sie heute nicht mehr an sozialen Status gebunden. Aktuell haben sich auch in städtischen Regionen Stammtische zu unterschiedlichen Themenbereichen gebildet – Elternstammtische, Stammtische bestimmter Interessen- oder Berufsgruppen. Frauen sind dabei ebenso vertreten wie Männer.
Aus solchen Stammtischrunden entstehen Kontakte, die gelegentlich in gemeinsame Aktivitäten münden, z.B. feste Skat- oder Würfelrunden. Ums Würfeln geht es auch beim folgenden Knobelspiel. Hier ist Glück ebenso gefragt wie die Fähigkeit, Risiko abzuschätzen.

Anzahl der Teilnehmenden

2–6. Bei mehr TN am besten in zwei Kleingruppen teilen.

Spielmaterial

- 1 Augenwürfel.
- Spielchips (Kunststoffchips, kleine Steinchen, Münzen, Büroklammern, Hölzchen ...), je nach Anzahl der TN und der geplanten Spielrunden, ca. 15–20 Stück.

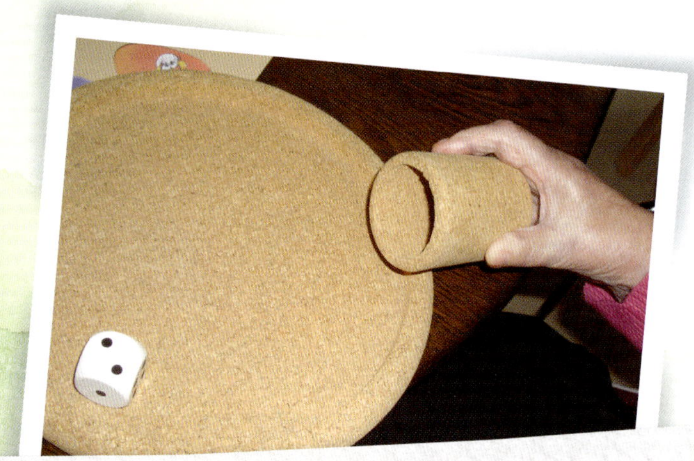

Anschauungsmaterial

- Stammtischschild.

Tipp:

Am besten einen einfarbigen Untergrund zum Würfeln wählen, damit die Augen gut erkannt werden.

Das Klickern des Würfels ist gut, um die Aufmerksamkeit der TN zu wecken oder zu halten. Sind jedoch TN mit Hörhilfen dabei, sollte der Schall möglichst gedämpft werden durch eine entsprechende Unterlage.

Als Unterlage eignet sich gut ein Mousepad, vor allem die meist einfarbige Unterseite.

Geben Sie dem Thema Stammtisch das richtige Ambiente: Laden Sie an einem späten Nachmittag, einem Abend oder einem Sonntagvormittag ein und bieten Sie den TN ein Bier an. Das gibt es auf Wunsch auch alkoholfrei!

Spiel 15 gewinnt

Vorbereitung:
Vor Beginn des Spieles Anzahl der Runden vereinbaren.

Regeln:
Reihum sind die TN mit Würfeln am Zug. Jeder hat beliebig viele Würfe. Dabei werden die Augen aller Würfe addiert. Ziel ist, so nahe wie möglich an die Summe 15 heranzukommen.
Die TN entscheiden selbst, wann sie aufhören. Wird die 15 jedoch überschritten, scheidet dieser Spieler aus.
Wer entweder die 15 passgenau erreicht oder das höchste Ergebnis unterhalb der 15 hat, erhält einen Chip. Haben zwei oder mehr TN die gleiche Zahl erwürfelt, erhalten diese alle einen Chip.
Wer hat am Ende die meisten Chips erspielt?
Es gilt also, das Risiko abzuschätzen und rechtzeitig den Würfel an die nächste Spielerin weiterzugeben.

Variation 1:
Wie oben. Aber es wird gleichzeitig mit 2 Augenwürfeln gespielt.

Variation 2:
Die zu erreichende Augenzahl wird höher gesetzt. Dann sollten 2 oder mehr Würfel zum Einsatz kommen.

Gesprächsimpulse

- Kennen Sie einen Stammtisch, womöglich aus eigener Erfahrung oder vom Erzählen? Wer ist oder war dabei?
- Um was drehen sich häufig so genannte Stammtischgespräche?
  Klatsch und Tratsch, Politik, Fußball ...
- Was halten Sie von Frauen am Stammtisch oder reinen Frauenstammtischen?
- Welche Spiele werden von festen Spielerunden in Lokalen gespielt?
  Skat, Doppelkopf, Kniffel, Backgammon, Dart, Billard ...
- Stört es Sie als „normaler“ Gast eines Lokals, wenn andere dort spielen?

Musik

Juliane Werding: Das Würfelspiel.

Sprüche

Am Stammtisch prahlt Müller: „Ich bin Tennisexperte, mir macht keiner was vor.“ „Und Sie wissen alles, wirklich alles über Tennis?“ fragt ein Gast. „So ist es, mein Herr.“ „Na schön, dann verraten Sie mir mal, wie viele Löcher das Tennisnetz hat?“
Verfasser unbekannt.

Demokratie ist Volksherrschaft nur in den Händen eines politischen Volkes, in den Händen eines unerzogenen und unpolitischen Volkes ist sie Vereinsmeierei und kleinbürgerlicher Stammtischkram.
Walter Rathenau (Deutscher Industrieller, Schriftsteller und Politiker, 1867–1922).

Lieber ein kaltes Bier am Stammtisch als eine heiße Birne am Schreibtisch.
Volksmund.

Erdbeeren Erdbeerernte

Einstieg

Es ist Erdbeersaison. Im Spiel müssen sich die TN durch symbolische Pflanzenreihen aus Flaschenverschlüssen arbeiten. Am Ende winken echte Früchte als Belohnung.
Es geht um Würfelglück und Gemeinschaftsarbeit, denn wer fertig ist mit der eigenen Erdbeerreihe, hilft den anderen bei der Ernte.

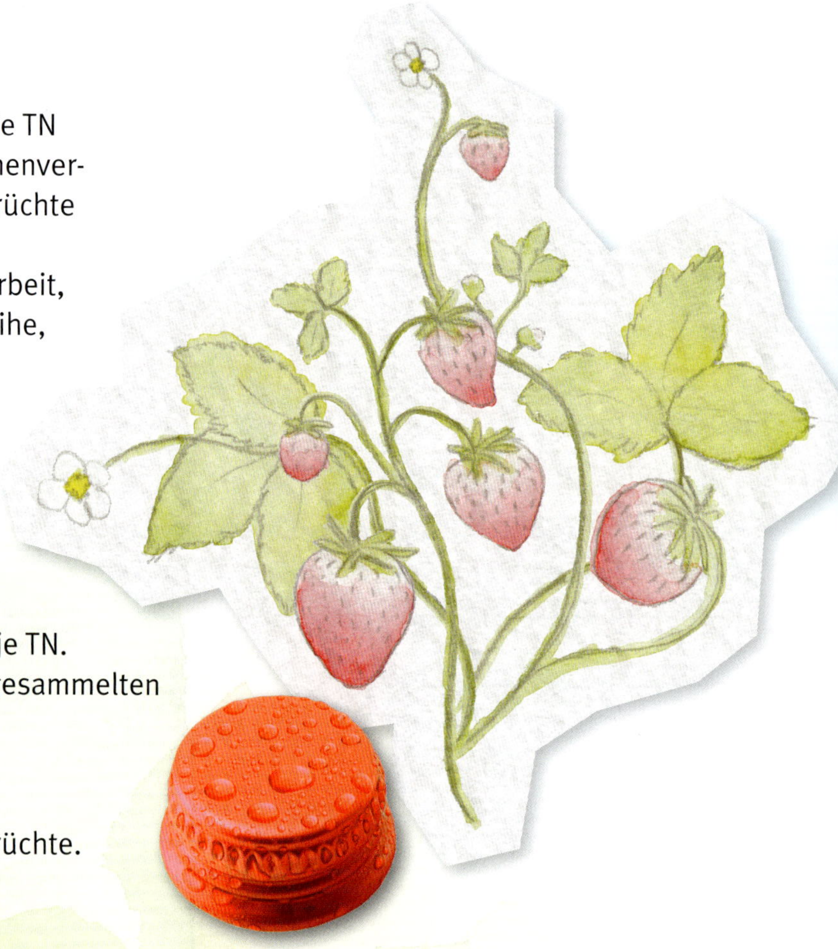

Anzahl der Teilnehmenden

2–6. Bei mehr TN Kleingruppen bilden.

Spielmaterial

- 1 Augenwürfel.
- Schraubverschlüsse von Flaschen, ca. 5–8 je TN.
- 1 kleiner Behälter (Korb, Schale ...) für die gesammelten Flaschenverschlüsse.

Anschauungsmaterial

- 1 Schale mit geputzten Erdbeeren, ganze Früchte.
- Servietten.

Spiel Erdbeerernte

Vorbereitung:
Gemeinsam das Spielfeld aufbauen. Dazu je TN eine Reihe von 5–8 Flaschenverschlüssen vor sich auslegen. Das sind die symbolischen Pflanzen, von denen die Erdbeeren geerntet werden sollen. Den Sammelbehälter für die geernteten Erdbeeren (Flaschenverschlüsse) in die Mitte stellen.

Regel:
Die TN würfeln reihum.
Wer eine gerade Zahl, also 2, 4 oder 6 wirft, erntet die eine Erdbeere vom Ende der eigenen Reihe und legt sie in den Sammelbehälter.
Wer eine ungerade Zahl wirft, also 1, 3 oder 5, ist an eine von Schädlingen befallene Pflanze geraten, kann nicht ernten und gibt den Würfel an die nächste TN weiter.
Wer mit der Ernte in der eigenen Reihe fertig ist, würfelt weiter mit und hilft einem beliebigen anderen TN.
Sobald alle Reihen abgebaut, also alle Flaschenverschlüsse im Sammelbehälter sind, den Korb austauschen gegen eine Schale echter Erdbeeren und diese gemeinsam verzehren.

Variation 1:
Wie oben. Aber wird eine 1 gewürfelt, gibt es die Möglichkeit, den Pflanzenschädling zu bekämpfen und trotzdem eine Erdbeere zu ernten. Dazu gilt es, eine Frage zu beantworten. Die gesamte Gruppe kann dem TN, der an der Reihe ist, dabei helfen.
Beispiele für Fragen siehe unten, „Gesprächsimpulse“.

Variation 2:
Wie oben. Aber je TN werden genau 6 Flaschenverschlüsse als Reihe ausgelegt. Diese sind nummeriert von 1 bis 6 (mit wasserfestem Folienstift beschriften). Dabei müssen alle TN ihre Reihe abernten, indem sie von beiden Enden her abbauen. Es dürfen immer nur die Erdbeeren geerntet werden, deren Zahl am Anfang oder Ende liegt. Aus der Mitte der Reihe dürfen keine entnommen werden.
Diese Version dauert in der Regel länger als die Formen ohne Zuordnung von Zahlen.

Gesprächsimpulse

- Zu welcher Tageszeit werden Erdbeeren am besten geerntet?
  Am frühen Morgen. Dann sind sie noch kühl und knackig.
- Welche Schädlinge können die Erdbeerernte beeinflussen? *Schnecken, Milben, Raupen ...*
- Zählt die Erdbeere botanisch zu den Beeren oder zu den Rosengewächsen?
  Zu den Rosengewächsen.
- Welche Farbe haben die Blüten der Erdbeerpflanze? *Weiß, manchmal gelblich.*
- Was gehört in die Erdbeermarmelade? *Erdbeeren, Gelierzucker, Zitronensaft, Vanille ...*
- Beschreiben Sie ein Rezept für Erdbeerkuchen!
- In welchen Abständen sollten Erdbeerpflanzen gesetzt werden?
  80–100 cm Abstand zwischen den Reihen, 30–40 cm innerhalb der Reihe von Pflanze zu Pflanze.
- Wie putzen Sie Erdbeeren? *Waschen, trocknen, Kelchblätter entfernen ...*
- Warum sollten die Kelchblätter erst nach dem Waschen entfernt werden?
  Damit sich die Früchte nicht mit Wasser vollsaugen.

Musik

Bodo Wartke (Deutscher Musik-Kabarettist und Liedermacher): Der Erdbeersong.

Sprüche

Reife Erdbeeren um Pfingsten bringen ein gutes Weinjahr.
Bauernregel.

Wenn jemand zu uns kommt und uns erzählt, auf dem Mond wachsen Erdbeeren, beginnen wir sofort, ihn davon zu überzeugen, dass dies doch nicht möglich sei, anstatt uns zu fragen, warum ihm solch Absonderliches einfiele, unsere Aufmerksamkeit zu erlangen.
Sigmund Freud (Österreichischer Neurologe, Tiefenpsychologe und Psychoanalytiker, 1856–1939).

Tipp:

Wer keine Flaschenverschlüsse hat, kann Spielfeldplättchen aus Karton auslegen. Doch die Flaschenverschlüsse sind meist schnell gesammelt und für alte Menschen sehr gut zu greifen.

Bei den Flaschenverschlüssen auf gerollte Ränder (Metallverschlüsse) achten bzw. bei Kunststoffschraubdeckeln Ränder beschneiden oder schmirgeln.

Fahnen Flaggen würfeln

Einstieg

Fahnen oder Flaggen bestehen in der Regel aus einem rechteckigen Stück Tuch, auf dem farbige Bilder oder Symbole dargestellt sind. Sie dienen ursprünglich der visuellen Übertragung von Information auf große Distanz, zum Beispiel von Schiff zu Schiff.
Nicht immer wehen Flaggen an Masten im Wind. Es gibt sie auch als Erkennungszeichen aus anderen Materialien wie Papier, Plastik oder Metall.
Im Spiel geht es um Nationalflaggen. Dabei müssen die TN Farben erkennen, Zahlen schreiben und kopfrechnen.

Anzahl der Teilnehmenden

2–6. Bei mehr als 6 TN Kleingruppen bilden.

Spielmaterial

- Augenwürfel in den Farben Blau, Rot, Gelb, Grün, Schwarz und Weiß, z.B. aus dem Spiel Klick Klack[11].
- 1 Würfelbecher.
- Stifte, 1 je TN.
- Vorbereitete Spielzettel, mindestens 1 Zettel je TN.
- Falls die Zettel mit den TN gemeinsam farbig gekennzeichnet werden sollen, zusätzlich Farbstifte in Blau, Rot, Gelb, Grün und Schwarz.

Anschauungsmaterial

- Verschiedene Flaggen bzw. Fahnen, Wimpel ...

Spiel Flaggen würfeln

Vorbereitung:
Spielzettel farbig kennzeichnen entsprechend einer beliebigen Nationalflagge, z.B. Schwarz – Rot – Gold für die deutsche Flagge oder Blau – Weiß – Rot für die französische oder niederländische (siehe nebenstehende Vorlage).
In jedem Spieldurchgang neue Farbkombination wählen!
Spielzettel mit Farbvorgaben und Stifte an alle TN verteilen.

Regel:
Mit den drei Würfeln, die der Flaggen-Farbkombination entsprechen, im Becher reihum würfeln. Die Zahlen entsprechend der vorgegebenen Farbfolge auf dem Zettel eintragen, d.h. zeigt z.B. der schwarze Würfel 5, der rote 3 und der gelbe 6, ist die Zahl 536 einzutragen. Danach den Würfelbecher weiterreichen.
Nach 3–5 Würfelrunden die Ergebnisse zusammenzählen, falls nötig mit Unterstützung der SL. Wer am Ende die höchste Zahl erwürfelt hat, gewinnt.

Gesprächsimpulse

- Welche Arten von Fahnen bzw. Flaggen gibt es? *Nationalflagge, Vereinsfahne, Zunftfahne, Kirchenfahne, Truppenfahne, Flaggenzeichen im Motorsport, Parteiflaggen ...*
- Wo überall bzw. wann weht die Flagge der Bundesrepublik Deutschland? *An öffentlichen Gebäuden, an Schiffen deutscher Reedereien ... bei Staatsbesuchen, an Feiertagen wie dem „Tag der Deutschen Einheit", bei internationalen Sportveranstaltungen ...*
- Welche ähnlichen Begriffe gibt es für Fahnen? *Flagge, Banner, Standarte, Stander, Wimpel, Panier ...*
- Was sind häufige Farben und Symbole auf Flaggen? *Trikoloren (dreifarbige), Kreuze, Himmelskörper, Wappentiere, Waffen, Schilde ...*
- Haben Sie jemals eine Fahne gehisst oder getragen?

Musik

Volkslied: Wenn die bunten Fahnen wehen.

Sprüche

Alle Gedanken sind vorwärts gerichtet, wie Flaggen und Wimpel. Nur ein Trauriger steht rückwärts gewendet am Mast.
Johann Wolfgang von Goethe (Deutscher Dichter, 1749–1832).

Deutsche Flagge: In ihr sieht der Optimist nur das Gold, der Realist rot, der Pessimist schwarz.
Erhard Blanck (Deutscher Heilpraktiker, Schriftsteller und Maler).

Der Sturm kümmert sich nicht darum, unter welcher Flagge das Schiff segelt.
Walter Ludin (Schweizer Theologe, Journalist und Buchautor).

Tipp:

Auf leicht gängige Stifte achten. Filzstifte gleiten besser über das Papier als Buntstifte. Sie sind daher für alte Menschen mit motorischen Einschränkungen meist besser zu handhaben.

Spielzettel mit TN gemeinsam vorbereiten, d.h. Farbkennzeichnung nach Flaggen vornehmen, wenn die TN das können und genügend Zeit vorhanden ist.

Abhängig von den kognitiven Fähigkeiten der TN, entweder nach jedem Wurf die Würfel in die vorgegebene Reihenfolge legen, z.B. von links nach rechts den schwarzen, den roten und den gelben oder die Würfel durcheinander liegen lassen. Wer die Aufgabe auch dann bewältigen kann, wenn die Würfel durcheinander liegen, sollte sich auf diese Weise fordern.

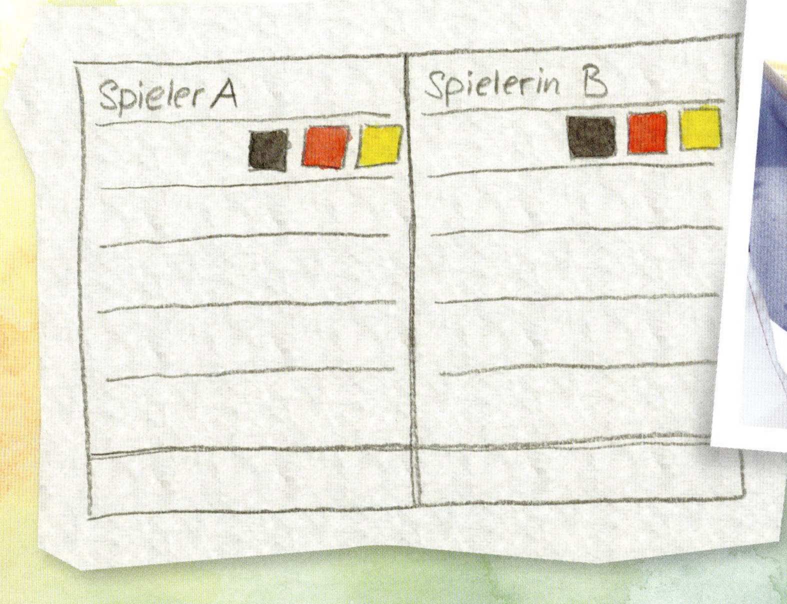

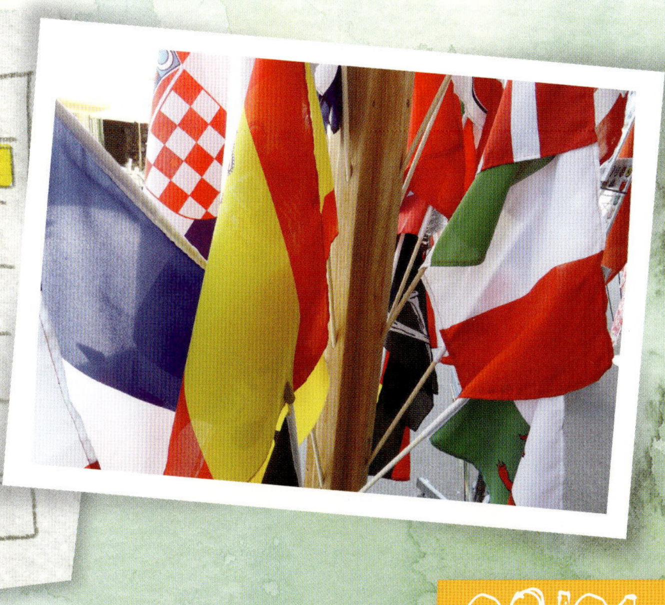

[11] JASPER, Bettina M.: KlickKlack. Das Würfelspiel für 2. Vincentz Network, Hannover 2009.

Spargel Spargel stechen

Einstieg
Nur noch kurze Zeit dauert die Spargelsaison. Es ist schon ein ganz besonderes Gemüse, das manche als „Frühlingsluft in Stangen“ oder andere als „essbares Elfenbein“ bezeichnen. Bevor wir uns wieder für fast ein ganzes Jahr von dieser gesunden Köstlichkeit verabschieden, gehen wir noch einmal spielerisch Spargel stechen.
Dabei können alle TN ihr gesamtes Wissen rund um den Spargel und ihre Erfahrungen damit weitergeben. In einer vergnüglichen Gesprächsrunde bringen die TN ihre Kompetenzen ein.

Anzahl der Teilnehmenden
Ab 2 Spieler in 2 Gruppen.

Spielmaterial
- 1 Styroporplatte, ca. 50 cm oder länger.
- Farbstifte, Klebeband oder Klebepunkte in Rot und Schwarz zum Kennzeichnen der beiden Spargelreihen auf der Styroporplatte.
- 32 Zahnstocher.
- 1 Skatspiel mit 32 Blatt.

Anschauungsmaterial
- Einige Stangen Spargel, weiß und grün.
- Küchenutensilien wie Spargelschäler, Spargeltopf ...
- Kochbuch mit Spargelrezept(en).

Spiel Spargel stechen
Vorbereitung:
1 Skatspiel gut mischen.
Den gemischten Kartenstapel verdeckt in die Tischmitte legen.
Die 32 Zahnstocher in die Styroporplatte stecken in 2 Reihen je 16 Stück – eine Reihe schwarz und eine rot gekennzeichnet. Abstände zwischen den Zahnstochern ca. drei Zentimeter (damit sie gut zu greifen sind).
TN in eine schwarze und eine rote Gruppe einteilen.

Regel:
Es geht darum, die beiden Spargelreihen zu bearbeiten und dort symbolisch Spargel zu stechen, d.h. die Zahnstocher herauszuziehen. Das Spiel endet, sobald beide Reihen abgeerntet sind.
Die schwarze und die rote Gruppe bearbeiten jede ihre entsprechend gekennzeichnete Reihe und dürfen nur von dort Spargel (Zahnstocher) entnehmen.
Dennoch ist es kein Wettspiel, denn am Ende hat jede Gruppe 16 Stangen gestochen.
Wer an der Reihe ist, bestimmen die Spielkarten. Dazu zieht reihum immer ein TN 1 Karte vom Stapel. Ist die Karte rot, hat die rote Gruppe das Vorrecht, sich zuerst zu der Frage zu äußern bzw. die Aufgabe zu lösen. Bei einer schwarzen Karte ist die schwarze Gruppe als Erste am Zug.
Ist die Frage beantwortet, wird ein Zahnstocher aus der farblich entsprechenden Reihe gezogen. Kann die rote Gruppe ihre Aufgabe nicht lösen, tritt die schwarze Gruppe in Aktion und gibt Unterstützung und umgekehrt. Die Spargelstange erntet sie dann aus der Reihe der anderen Spieler, nicht aus der eigenen.
Die SL liest die Fragen und Aufgaben (siehe Gesprächsimpulse) vor. Natürlich wird über die einzelnen Themen untereinander gefachsimpelt, denn bestimmt haben alle TN ihre ganz eigenen Erfahrungen im Umgang mit Spargel – ob als Hobbygärtner, als Hausfrauen und -männer oder ganz einfach als diejenigen, die das Gemüse verzehren.

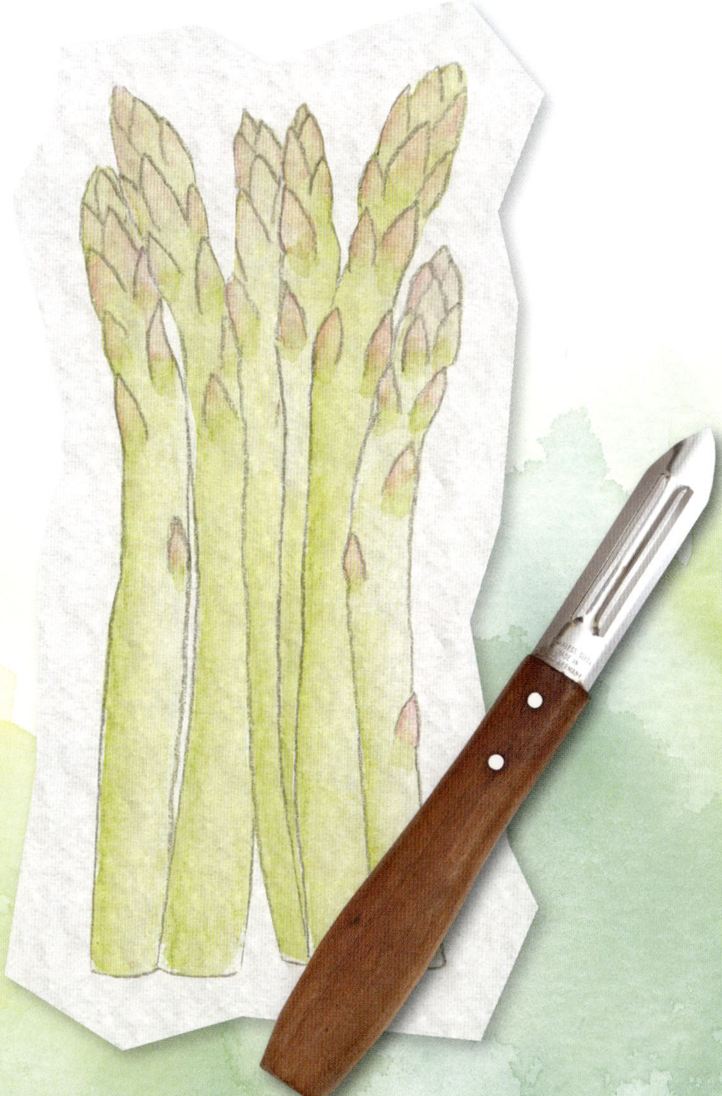

Gesprächsimpulse

1. Ist jede Spargelsorte zum Verzehr geeignet?
   Nein. Es gibt auch Zierspargel.
2. Wie tief sitzt der Wurzelstock der Spargelpflanze unter der Erde? Schätzen Sie!
   Ca. 35 cm.
3. Ist Spargel eine einjährige oder eine mehrjährige Pflanze? *Mehrjährige Staude, kann etwa 10 Jahre lang beerntet werden.*
4. Zeigen Sie mit den Händen, wie lang etwa die Spargelstangen sind, die in den Handel kommen!
5. Was schätzen Sie, wie viele genießbare Spargelarten botanisch unterschieden werden!
   Zwischen 160 und 300 Arten. Je nach Einteilung gibt es große Schwankungen bei den Angaben.
6. Wie sollte der Boden für den Spargelanbau beschaffen sein?
   Locker, sandig, nicht zu feucht.
7. Kennen Sie einen Trick, wie dem Spargel beim Kochen Bitterstoffe entzogen werden?
   Dem Kochwasser etwas Zucker hinzufügen.
8. Wie hoch schätzen Sie den Wasseranteil frisch gestochener Spargelstangen?
   95 Prozent.
9. Schätzen Sie, wie viele Zentimeter Spargel pro Tag wachsen kann! *Bis zu 7 cm.*
10. Wann startet die Spargelsaison?
    Je nach Witterung, meist Ende April.
11. Wann endet die Spargelsaison?
    Am 24. Juni (Johanni).
12. Warum wird die Spargelsaison zeitlich exakt begrenzt? *Damit die Pflanzen ausreichende Regenerationszeit haben, um im Folgejahr genügend Sprossen bilden zu können.*
13. Warum wird auf Spargelfeldern Erde zu kleinen Wällen aufgehäufelt? *Um die Triebe vor Sonnenlicht zu schützen. Mit Licht bilden sie Chlorophyll und werden grün.*
14. Warum sollte Spargel nicht zu dicht am Wurzelstock gestochen werden?
    Weil er dann bitter schmeckt.
15. Was verstehen Sie unter einem „Spargeltarzan“? *Mann oder Junge mit auffällig niedrigem Körpergewicht und schmalem Körperbau.*
16. Kann Spargel auch roh verzehrt werden?
    Ja. Aber die enthaltene Asparaginsäure entfaltet ihren Geschmack erst beim Kochen. D.h. das typische Aroma fehlt beim rohen Verzehr.
17. Wie verändern sich die Spargelstangen einer Staude nach mehreren Jahren?
    Sie werden dünner.
18. Können Sie beschreiben, wie Spargel gestochen wird?
    Einzeln in Handarbeit, an der austreibenden Stange mit den Fingern ausgraben, Punkt zum Abtrennen am unteren Ende finden, mit Spargelmesser stoßartig abtrennen, Erdloch zudecken.
19. Woran ist frischer Spargel zu erkennen?
    An fest geschlossenen Spitzen, Festigkeit der Stangen und nicht ausgetrockneten Enden.
20. Kennen Sie die „Druckprobe“ als Frischetest?
    Schnittende zusammendrücken. Tritt Saft aus, ist die Stange frisch.
21. Muss Spargel geschält werden?
    Bleichspargel (weiß) ja, Grünspargel nicht unbedingt.
22. Woher kommen häufig die Saisonkräfte, die bei der Spargelernte eingesetzt werden?
    Aus osteuropäischen Ländern.
23. Warum werden Spargeldämme häufig mit dunkler Folie abgedeckt?
    Um bessere Wärmebedingungen für das Wachstum zu schaffen.
24. Welcher Spargel ist aufwändiger im Anbau – grüner oder weißer?
    Weißer. Der grüne wächst über der Erde.

25. Zeigen Sie, wie Spargel geschält wird! Welches Messer benutzen Sie dafür?

26. Wie lang ist etwa die Kochzeit von Spargel? *Weißer 15–20, grüner 10–15 Minuten.*

27. Kennen sie den so genannten „Spargelrost“? *Pilzerkrankung, tritt im Juli an den oberirdischen Pflanzenteilen in Erscheinung durch kleine, hellrote Flecken, später Sporenpusteln.*

28. Welche Beilagen werden häufig zu Spargel gereicht? *Kartoffeln, Flädle (dünne Pfannkuchen) ...*

29. Wie genießen Sie frischen Spargel am liebsten?

30. Wo kaufen Sie frischen Spargel? *Beim Erzeuger, im Hofladen, an Straßenständen, auf dem Wochenmarkt, im Supermarkt ...*

31. Wie lassen sich Spargelschalen verwerten? *Auskochen für Suppe.*

32. Wie essen Sie eine Stange Spargel – am Kopf oder am Ende beginnend?

Musik

Comedian Harmonists: Veronika, der Lenz ist da (Die ganze Welt ist wie verhext, Veronika, der Spargel wächst ...).

Sprüche

Denn Spargel, Schinken, Koteletts sind doch mitunter auch was Nett's.
Wilhelm Busch (Deutscher humoristischer Dichter und Zeichner, 1832–1908).

Spargel und Menschen haben ein gemeinsames Schicksal: sobald einer den Kopf hochreckt, wird er abgestochen.
Eugen Gerstenmaier (Deutscher Theologe und Politiker, 1954–1969 Bundestagspräsident, 1906–1986).

Tipp:

Bei mehrfachem Einsatz des Spiels lohnt es sich, die Fragen und Aufgaben gut lesbar auf Kärtchen zu schreiben. Dann können die TN die Karten vom gemischten Stapel ziehen und die Aufgaben selbst vorlesen.

Richten Sie die Fragen immer an die komplette rote oder schwarze Gruppe. Fragen Sie nicht ausdrücklich einzelne TN. Die könnten sich unter Druck gesetzt fühlen!

Falls Sie einzelne TN, die sich sonst nicht äußern, durch Ihre Frage einbeziehen wollen, formulieren Sie die Frage um, z.B. „Weiß jemand, wann die Spargelsaison endet? anstatt „Wann endet die Spargelsaison?“ So muss niemand mit „weiß ich nicht“ antworten!

Obst Mosaik-Bilder

Einstieg

In heimischen Gärten und auf Streuobstwiesen ist jetzt jede Menge frisches Obst zu finden. Wochenmärkte bieten saisonale Früchte aus regionalem Anbau. Kirschen und viele Arten von Beeren lachen die Kunden an. Das sind Vitamine, die schmecken.
Heutzutage müssen wir in den Wintermonaten nicht auf Obst verzichten. In den Geschäften ist das ganze Jahr über beinahe alles zu haben. Trotzdem hat es einen ganz besonderen Reiz, die Früchte frisch vom Strauch oder vom Baum zu pflücken.
Im Spiel geht es um genaues Hinsehen. Erkennen die TN die eigentlich vertrauten Früchte auch, wenn nur ein kleines Stück von ihnen zu sehen ist?

Anzahl der Teilnehmenden

Ab 2 Spieler.

Spielmaterial

- Obstbilder, gut erkennbar und jeweils nur eine Sorte – Erdbeere, Kirsche ... am besten im Format DIN A 4. Das können Fotos oder Zeichnungen sein.
- 1 Stück einfarbiger, stabiler Karton oder 1 Laminat in gleicher Größe wie die Bilder.
- 6 Schraubverschlüsse von Flaschen.
- Klebstoff.
- 1 dicker Filzstift zum Beschriften der 6 Karton- oder Laminatteile.
- 1 Augenwürfel.
- Für Variation 2 zusätzlich: Spielchips.

Anschauungsmaterial

- Gefüllter Obstkorb.
- Alternativ: Bei kognitiv eingeschränkten TN vor Spielbeginn die Bilder betrachten und besprechen. Dann fällt später das Erkennen leichter.

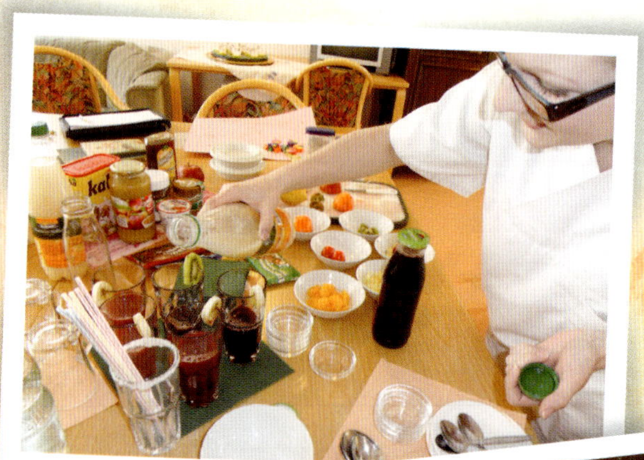

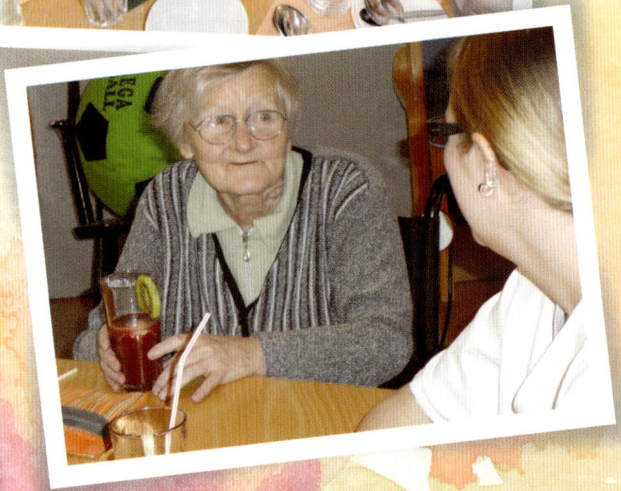

Spiel Mosaik-Bilder

Vorbereitung:

Karton oder Laminat zerschneiden in 6 gleiche Teile. Die 6 Teile mit je 1 Flaschenverschluss als Griff bekleben. Alle Teile mit Würfelaugen oder Ziffern von 1 bis 6 versehen. Vereinbarung treffen über Schweigegebot in den Ratephasen. Es sollten keine Vermutungen geäußert werden, bevor die letzte TN das Bild gesehen hat. Bei Durchführung als Wettspiel klare Regeln aufstellen, wann es wie viele Chips zu gewinnen gibt.

Regel:
Die SL deckt – für die TN nicht sichtbar – das Bild einer Frucht mit den 6 Kartonteilen ab und stellt es dann in die Tischmitte.
Die TN würfeln reihum. Fällt z.B. eine 3, so wird das Teil mit der entsprechenden Augenzahl vom Bild gehoben. Alle raten, um welche Frucht es sich handeln könnte, behalten ihre Ideen aber zunächst für sich.
Erst auf ein Zeichen der SL hin, dürfen Vermutungen laut geäußert werden.
Danach wird reihum weiter gewürfelt, bis eine andere Zahl als die 3 fällt. Bei z.B. einer 5 das entsprechende Teil ebenfalls vom Bild abheben. Passt der nun offen liegende Bildausschnitt zu den bereits geäußerten Vermutungen?
Weiter würfeln, bis das Bild vollständig aufgedeckt ist.
Kurzes Gespräch über die jeweilige Frucht führen. Falls vorhanden, kleine Stückchen probieren.

Variation 1:
Wie oben. Aber Abdeckung in 12 Stücke zerteilen und mit 2 Augenwürfeln spielen, bis das Bild erraten oder aufgedeckt ist.

Variation 2:
Wie oben. Aber es wird um die Wette gespielt. Abhängig davon, wann – bei wie vielen aufgedeckten Teilen – die Frucht erraten wird, gibt es unterschiedlich viele Chips. Z.B. erhalten alle TN, die bei 1 oder 2 aufgedeckten Teilen richtig raten, 3 Chips. Wer bei 3 oder 4 offenen Bildstellen auf die Lösung kommt, erhält 2 Chips.
Und diejenigen, die das Bild richtig erkennen, nachdem schon 5 Teile erwürfelt wurden, bekommen 1 Chip.
Diese Variante eventuell in Mannschaften spielen, die jeweils im Wechsel ein Bild erraten sollen.

Gesprächsimpulse

- Welche Obstsorten gibt es zurzeit aus heimischem Anbau?
- Welches Obst essen Sie besonders gern roh?
- Gibt es eine Frucht, die Sie überhaupt nicht mögen?
- Haben Sie spezielle Rezepte für Beerenobst?
- Welche roten Früchte kennen Sie? Welche gelben? ...

Musik

– Peter Alexander: Die Kirschen in Nachbars Garten.
– Volkslied: Rote Kirschen ess ich gern.

Sprüche

Die Früchte gehören euch allen, aber der Boden gehört niemandem.
Jean-Jacques Rousseau (Französischsprachiger Philosoph, Schriftsteller, Naturforscher; 1712–1778).

Legt man eine Zitrone neben eine Orange, so hören sie auf, Zitrone und Orange zu sein. Sie werden Früchte.
George Braque (Französischer Maler, Grafiker und Bildhauer, 1882–1963).

Tipp:

Das Bild mit seiner Abdeckung am besten auf ein Tablett oder eine andere verschiebbare, stabile Unterlage legen. So lässt sich das Bild herumgeben, und alle können es nacheinander aus der Nähe betrachten.

Bei der Bildauswahl auf eindeutige und klare Darstellung achten. Eventuell eine einfache Skizze selbst zeichnen. Das wird oft besser erkannt als ein qualitativ hochwertiges Foto.

TN zwischendurch immer wieder mit Worten und entsprechender Gestik erinnern, dass in der Ratephase nicht gesprochen wird. Alle sollten das Bild betrachten können, bevor die ersten Vermutungen angestellt werden!

Falls möglich, einzelne Obstsorten in kleinen Stückchen zum Probieren anbieten. Eventuell vorher gemeinsam zubereiten. Exotische Säfte, hübsch dekoriert, kommen ebenfalls gut an.

Städte Kulinarische Reise

Einstieg

Viele Städte oder Regionen haben ihre ganz eigenen Köstlichkeiten. Sicherlich gibt es auch in Ihrer Gegend typische Gerichte. Egal, ob Sie gern kochen oder nur gern essen – kulinarische Vorlieben sind ein Thema, über das eine Gruppe schnell ins Gespräch kommt. Da entdecken so manche plötzlich neue Gemeinsamkeiten.
Im Spiel geht es ums Zuordnen. Da ist visuelle Wahrnehmung gefragt, um die zusammengehörigen Kärtchen zu finden. Und manchmal gibt es Diskussionen, wenn womöglich mehrere Städte für eine Spezialität in Frage kommen.

Anzahl der Teilnehmenden

Ab 2 Spieler.

Spielmaterial

- Wort- und/oder Bildkartenpaare, selbst hergestellt (siehe dazu auch: Einführung – Spielmaterial, Seite 6).

Anschauungsmaterial

- Bildkarten mit Wahrzeichen verschiedener Städte – Bauwerke oder essbare Spezialitäten. So kann z.B. für Berlin sowohl das Reichstagsgebäude abgebildet sein als auch eine Berliner Weiße oder eine Bulette.

Spiel Kulinarische Reise

Vorbereitung:

Wortkartenpaare herstellen mit großer Schrift, gut lesbar und aus dickem Karton, leicht zu greifen. Alle Karten gut mischen und offen auf dem Tisch auslegen.

Mögliche Paarungen:

- Nürnberg – Lebkuchen; Rostbratwürstchen.
- Dresden – Stollen.
- München – Weißwurst.
- Aachen – Printen.
- Lübeck – Marzipan.
- Kiel – Sprotten.
- Frankfurt – Würstchen; Kranz; Grüne Soße.
- Berlin – Pfannkuchen; Ballen; Weiße; Leber; Buletten (Frikadellen).
- Hamburg – Hamburger oder Aalsuppe.
- Leipzig – Allerlei.
- Bühl – Zwetschgen.
- Gaisburg – Marsch (Gaisburger Marsch = schwäbisches Eintopfgericht).
- Szegedin – Gulasch.
- Salzburg – Nockerln.
- Wien – Schnitzel.
- Linz – Torte.
- Edam – Käse.
- Königsberg – Klopse.
- Danzig – Goldwasser (Gewürzlikör).
- Karlsbad – Oblaten.
- Bayern – Leberkäse.
- Schwarzwald – Kirschtorte.
- Schwaben – Spätzle; Maultaschen.
- Harz – Roller (Käse).
- Pfalz – Saumagen.
- Westfalen – Pumpernickel (Vollkornbrot aus Roggenschrot).
- Elsass – Flammkuchen.

Regel:
Reihum wählt 1 TN eine beliebige Karte aus. Alle TN suchen gemeinsam das dazugehörige Gegenstück. Über jede gefundene Spezialität kurz sprechen – Wer kennt sie? Wer hat sie schon zubereitet? Wer hat sie probiert? Wer kennt spezielle Rezepte? ...
Am Ende sollte das Spiel aufgehen, das heißt zu allen Karten muss jeweils ein Gegenstück passen.

Gesprächsimpulse

- Welche Gerichte sind typisch in Ihrer Heimat?
- Mögen Sie lieber süße, feine oder deftige Küche?
- Probieren Sie gern Gerichte der Region, wenn Sie auf Reisen sind?
- Haben Sie schon einmal Spezialitäten nachgekocht oder -gebacken, die Sie auf Reisen kennen gelernt haben? Welche?

Musik

Herbert Grönemeyer: Currywurst.

Sprüche

Seit der Erfindung der Kochkunst essen die Menschen doppelt so viel wie die Natur verlangt.
Benjamin Franklin (Nordamerikanischer Schriftsteller, Erfinder, Naturwissenschaftler und Staatsmann, 1706–1790).

Man soll dem Leib etwas Gutes bieten, damit die Seele Lust hat, darin zu wohnen.
Winston Churchill (Britischer Staatsmann, 1874–1965).

Nicht einmal der Geist kann richtig arbeiten, wenn wir von Speis und Trunk vollgestopft sind.
Marcus Tullius Cicero (Römischer Schriftsteller, Philosoph und Politiker, 106–43 v. Chr.).

Tipp:

Einfacher wird es, die Kartenpaare zu finden, wenn die Karten in zwei verschiedenen Farben gekennzeichnet sind. Dann haben z.B. alle Städte einen blauen und alle Gerichte einen roten Rand. Einfach die Ausdrucke auf farbigen Fotokarton kleben und einen schmalen Rand stehen lassen.

Falls die Karten laminiert werden, nach dem Zerschneiden auf Kartengröße unbedingt die Ecken abrunden. Sonst besteht Verletzungsgefahr!

Alternativ kann jeweils die Stadt oder das Gericht als Bildkarte hergestellt werden. Das Raten wird dann deutlich schwieriger!

Richtig kompliziert wird es, wenn sowohl die Stadt oder Region als auch die Spezialität als Bild dargestellt ist.

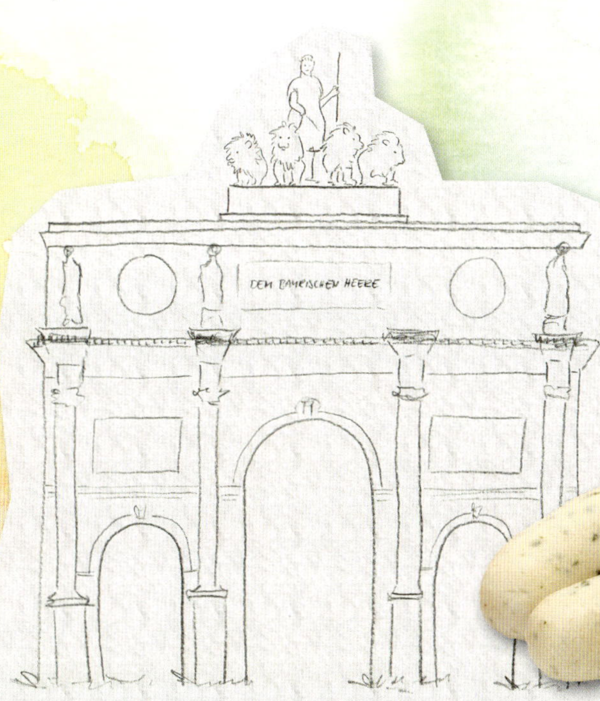

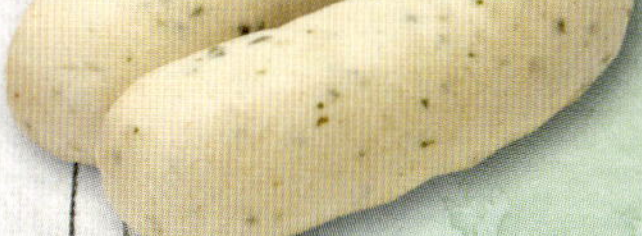

Bier Bierdeckel-Puzzle

Einstieg

Das Bier ist den Deutschen heilig. Nicht nur in Bayern gilt es quasi als Nationalgetränk. Obwohl der Bierabsatz seit einigen Jahren kontinuierlich geringfügig zurückgeht bzw. stagniert, stehen die Bundesbürger mit ihrem Konsum von jährlich 107 Litern pro Kopf europaweit an dritter Stelle nach den Tschechen und den Österreichern.
Grund genug, sich mit dem Thema Bier einmal spielerisch zu befassen. Beim Bierdeckel-Puzzle geht es um räumlich-konstruktive Fähigkeiten der TN. Natürlich kann und soll dabei auch gefachsimpelt werden.

Anzahl der Teilnehmenden

Ab 2 Spieler.

Spielmaterial

- Eine Sammlung verschiedener Bierdeckel, die möglichst jeweils doppelt vorhanden sein sollten.
- Einen Satz der Bierdeckel zerschneiden, am besten mit einem Teppichmesser. Abhängig von den Fähigkeiten der TN, jeden Bierdeckel in 2–6 Teile zerkleinern. Die Teile können einheitlich groß und gleichmäßig oder unterschiedlich geformt sein.
- Der andere Satz Bierdeckel – also die Gegenstücke zu den zerschnittenen – dient als Anschauungsmaterial.
- Bei größerer Gruppe eventuell mehrere Kartonunterlagen, 1 je Bierdeckel, damit die Puzzles auf dem Tisch verschoben werden können.
- Für die Variation: 1 Beutel als Behälter für die Puzzleteile.

Anschauungsmaterial

- Bierflasche und Bierdose.
- Biergläser, unterschiedliche Formen.
- Bierkrug.
- Bierwärmer.

Spiel Bierdeckel-Puzzle

Vorbereitung:
Ganze, nicht zerschnittene, Bierdeckel betrachten, beschreiben, besprechen – Formen, Brauereien ... Anschließend wegräumen. 1 Bierdeckelpuzzle als Beispiel zeigen, gemeinsam Teile zusammensetzen.

Tipp:

Nicht alle TN müssen Bierdeckel-Puzzle mit gleichem Schwierigkeitsgrad erhalten. Binnendifferenzierung ist möglich durch Zuteilen von Puzzles mit unterschiedlich vielen Teilen (natürlich ohne das den TN gegenüber zu erwähnen!).

Gibt es Schwierigkeiten beim Zusammensetzen der Bierdeckel, gibt der heil gebliebene Deckel als Vorlage wichtige Unterstützung.

Werden die Puzzleteile direkt auf die Vorlage gelegt, ist das Zusammensetzen einfacher, als wenn das Anschauungsstück nur daneben liegt.

Das Spielebuch, Bettina M. Jasper © Vincentz Network GmbH & Co. KG, Hannover 2013, ISBN 978-3-86630-236-5

Regel:
Puzzleteile von 2 oder mehr verschiedenen Bierdeckeln mischen und auf dem Tisch verteilen. Gemeinsam als Gruppe die Teile ordnen – welche gehören zusammen? – und zusammensetzen (eventuell jeden einzeln auf einer Kartonunterlage).
Mehrere Durchgänge spielen und dabei die Anzahl der Deckel, deren Teile miteinander gemischt werden, erhöhen.

Variation:
Wie oben. Aber die Teile liegen nicht offen auf dem Tisch, sondern die TN ziehen reihum 1 Puzzleteil aus einem Beutel und ordnen das jeweils zu.

Gesprächsimpulse

- Trinken Sie gern Bier? Bei welchen Anlässen?
- Aus welchem Gefäß schmeckt Ihnen Bier am besten?
  Tulpe, Stange, Weißbierglas, Krug, Seidel, Stiefel …
- Welche Zutaten gehören nach dem so genannten Reinheitsgebot ins Bier?
  Wasser, Malz, Hopfen, Hefe.
- Mögen Sie alkoholfreies Bier?
- Welche Sorten kennen Sie? *Export, Pils, Weizenbier, Schwarzbier, Altbier, Bockbier …*
- Welche Markennamen oder Brauereien kennen Sie? *König Pils, Bitburger, Veltins, Fürstenberg, Kulmbacher, Carlsberg, Kindl, Binding, Tucher, Warsteiner, Becks, Köstritzer, Paulaner, Hacker-Pschorr, Jever …*

Musik

- Paul Kuhn: Es gibt kein Bier auf Hawaii.
- Paul Kuhn: Geb'n se dem Mann am Klavier noch en Bier.

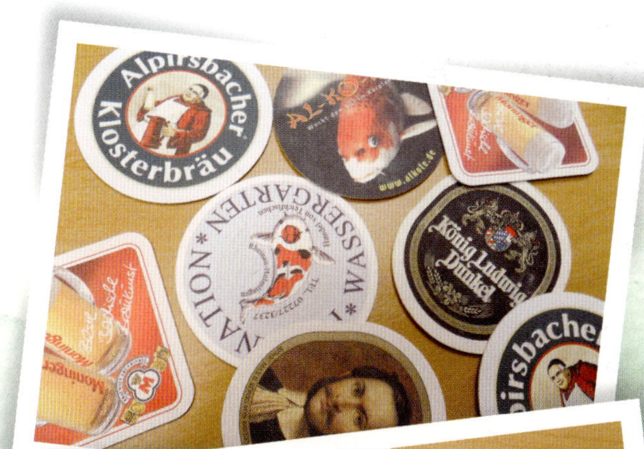

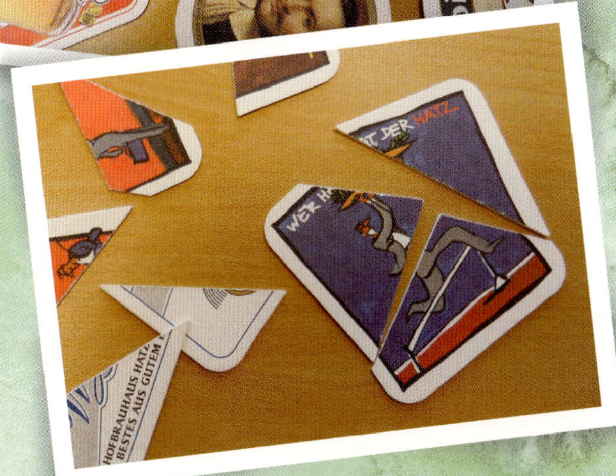

Sprüche

Bier ist der Beweis, dass Gott uns liebt und will, dass wir glücklich sind.
Benjamin Franklin (Nordamerikanischer Schriftsteller, Erfinder, Naturwissenschaftler und Staatsmann, 1706–1790).

Es ist ein Grundbedürfnis der Deutschen, beim Biere schlecht über die Regierung zu reden.
Otto Fürst von Bismarck (Deutscher Politiker und Staatsmann, erster Reichskanzler, 1815–1898).

Inseln Inselhüpfen

Einstieg

Inselhüpfen ist in der Reisebranche heute eine feste Größe. Touristen wollen häufig nicht nur eine einzige Insel kennen lernen, sondern am liebsten eine ganze Region. Ob in der Karibik oder in Griechenland, diese Form Urlaub zu machen, findet immer mehr Anhänger. Die teilen sich die schönste Zeit des Jahres auf und verbringen ein paar Tage auf der einen und anschließend kurze Zeit auf einer anderen Insel. Im Spiel machen wir jetzt, in der Urlaubszeit, eine Gedankenreise und fahren in der Fantasie auf nahe oder ferne Inseln.

Anzahl der Teilnehmenden

Ab 2 Spieler.

Spielmaterial

- 12 (oder 24 bei Variation 1) Spielfeldplättchen mit einer Farben- und einer Zahlenseite in den Farben Gelb und Grün, z.B. aus dem Spiel WABE[12]. Alternativ Plättchen aus Bierdeckeln herstellen. Die Plättchen jeder Farbe sind auf einer Seite mit den Zahlen von 1 bis 12 beschriftet.
- 1 Spielfigur – eine normale Spielfigur oder besser eine zum Thema passende, z.B. eine selbst bemalte, eine Setzkastenfigur Matrose, eine Muschel o.Ä.
- 2 Augenwürfel.
- Für Variation 1 werden 4 farbige Augenwürfel benötigt, 2 gelbe und 2 grüne.

Anschauungsmaterial

- Muscheln.
- (Vogel-)Sand.
- Deko-Leuchtturm.
- Fotos mit Inselmotiven.

Tipp:
Legen Sie eine blaue Plastikfolie (z.B. Müllsack) oder eine blaue Tischdecke auf den Spieltisch. Dann werden die Spielfeldplättchen in der Fantasie leichter zu Inseln. Falls vorhanden, stellen Sie noch einen Deko-Leuchtturm und ein kleines Spielzeugboot dazu.

Spiel Inselhüpfen

Vorbereitung:
Spielfeldplättchen durcheinander auf dem Tisch verteilen, so dass die Zahlen sichtbar sind.

Regel:
Abhängig von Gruppengröße und Zeitfenster werden beim Inselhüpfen 12 oder 24 (siehe Variation) Inseln besucht.
Die Inseln in Form von gelben Spielfeldplättchen (das Gelb symbolisiert den Sand) sind nummeriert von 1 bis 12.
Die Spielfigur soll alle Inseln „bereisen". Die Reihenfolge wird per Würfel ermittelt.
Die TN würfeln reihum, wahlweise mit einem oder beiden Augenwürfeln. Ob sie einen oder zwei Würfel benutzen, hängt davon ab, welche Insel-Nummern noch offen sind auf der Reiseroute. Beim Einsatz von 2 Würfeln werden die Augen beider addiert. Das Ergebnis ist das erste Insel-Ziel.
Wirft die erste TN z.B. 3 und 4, sucht sie die Insel Nummer 7, dreht das Spielfeldplättchen um auf die Farbenseite und stellt die Spielfigur darauf. Danach gibt sie die Würfel weiter an den nächsten TN.
Alle TN würfeln reihum und gehen in gleicher Weise vor.
Bei Würfen, deren Ergebnis zu einer Insel führt, die schon bereist wurde, d.h. die Zahlenseite ist verdeckt, muss die Spielfigur noch ein bisschen auf der Insel bleiben, auf der sie sich gerade aufhält. Die Würfel werden weitergereicht. Die Reise geht erst dann weiter, wenn die Inseln erwürfelt werden, auf denen die Spielfigur noch nicht war. Das Spiel ist beendet, sobald alle Inseln einmal bereist wurden, d.h. alle Spielfeldplättchen umgedreht sind.
Den Aufenthalt auf jeder Insel nutzt die Reisegruppe für kurze Gespräche zum Thema – Anregungen dazu siehe „Gesprächsimpulse".

Variation 1:
Wie oben. Aber hier gibt es 24 Inseln – 12 sandige (gelbe) und 12 grasbewachsene (grüne). Alle TN würfeln mit beiden Farben – Gelb und Grün. Ob sie einen oder zwei Würfel je Farbe einsetzen, bleibt ihnen wie oben überlassen. Erst nach dem Wurf entscheiden sie, ob sie die gelbe oder die grüne Insel besuchen, also die Spielfigur dort deponieren. Steht nur noch eine der beiden auf der Reiseliste, ist also noch nicht verdeckt, so fällt die Wahl leicht. Andernfalls einfach für eine entscheiden.

Variation 2:
Wie oben. Aber die Inseln sind noch unbekannt, müssen erst entdeckt werden. D.h. alle Spielfeldplättchen liegen bei Spielbeginn verdeckt auf dem Tisch, so dass die Zahlen nicht zu sehen sind.
Nach dem Würfeln geht der TN, der an der Reihe ist, auf die Suche und deckt nach dem Zufallsprinzip ein beliebiges Plättchen auf. Ist es die gesuchte Nummer, hat er Glück, dreht die Insel auf ihre Zahlenseite und stellt die Spielfigur darauf. Trägt die Insel eine andere Nummer, wird die Zahl allen TN gezeigt und anschließend wieder verdeckt abgelegt.
Natürlich hilft die gesamte Reisegruppe mit, wenn es darum geht, sich zu erinnern, welche Insel welche Nummer trägt. Schließlich wollen alle ihre Reise bald fortsetzen. Das Spiel ist beendet, sobald alle Inseln mit der Zahlenseite nach oben auf dem Tisch liegen.

[12] JASPER, Bettina M.: WABE. Spaß haben und trainieren mit Farben und Zahlen, Vincentz Network 2009.

Gesprächsimpulse

- Waren Sie schon mal auf einer Insel? Auf welcher?
- Welche deutschen Inseln kennen Sie? *In Nord- und Ostsee – Amrum, Baltrum, Borkum, Fehmarn, Föhr, Helgoland, Hiddensee, Juist, Langeoog, Norderney, Pellworm, Poel, Rügen, Spiekeroog, Sylt, Usedom, Wangerooge; in Binnengewässern wie dem Bodensee – Mainau, Reichenau, Lindau …*
- Von welchen Inselstaaten haben Sie schon gehört? *Großbritannien, Grönland, Island, Irland, Indonesien, Madagaskar, Philippinen, Haiti, Bahamas, Seychellen, Barbados …*
- Können Sie sich vorstellen, auf einer Insel zu leben?
- Stellen Sie sich vor, Sie müssten allein für mehrere Monate auf eine Insel reisen – was würden Sie mitnehmen?
- An was denken Sie, wenn von Inseln die Rede ist?
  Meer, Strand, Muscheln, Watt, Gezeiten, Fähre …
- Stellen Sie sich vor, Sie gehen barfuß durch Sand. Wie fühlt sich das an?
  Warm, kalt, feucht, weich …
- Was lässt sich bei einem Strandspaziergang alles finden?
  Strandgut, Flaschenpost, Muscheln, Krebse, Plankton, Quallen, Bernstein …
- Haben Sie schon mal eine Sandburg gebaut?
- Mögen Sie es, stundenlang einfach nur aufs Wasser zu schauen oder ist Ihnen das zu langweilig?
- Wo liegen Sie am Strand am liebsten – in einem Strandkorb, einem Strandzelt, einem Liegestuhl oder ganz einfach so im Sand?
- Wie stellen Sie sich das Leben auf einer Bohrinsel vor?
  Harte Arbeit, gute Bezahlung, kleine Stadt im bzw. über dem Meer …

Musik

- Seemannslied: Wir lagen vor Madagaskar.
- Rudi Schuricke: Capri-Fischer.
- Mina: Heißer Sand.
- Harry Belafonte: Island in the Sun.
- Jim Knopf & Lukas: Eine Insel mit zwei Bergen (Kinderlied).

Sprüche

Ich fühle mich in Kampen auf Sylt ein bisschen wie ein Affe im Zoo, aber mit lieben Besuchern.
Gunter Sachs (Deutsch-schweizerischer Industriellenerbe, Fotograf und Playboy, 1932–2011).

Es sind nicht immer die Schiffbrüchigen, die auf Inseln Zuflucht suchen.
Ingeborg Bachmann (Österreichische Schriftstellerin, 1926–1973).

Die beste Insel ist nicht schön, wenn man mit dem falschen Menschen drauf ist.
Boris Becker (Deutscher Ex-Tennisspieler und -Olympiasieger).

„Es ist sonderbar", sagte der Kapitän des Ozeandampfers nachdenklich, „aber jedes Mal, wenn wir an der kleinen Insel dort vorbeikommen, steht ein völlig zerlumpter Mann am Ufer und winkt uns mit einer selbstgemachten Fahne zu. Das muss ein freundlicher Mensch sein!"
Max Böhm (Österreichischer Schauspieler und Kabarettist, 1916–1982).

Ich sollte keine Insel sein in einem Meer von Menschen.
Phil Bosmans (Belgischer Ordensgeistlicher und Verfasser geistlicher Schriften, 1922–2012).

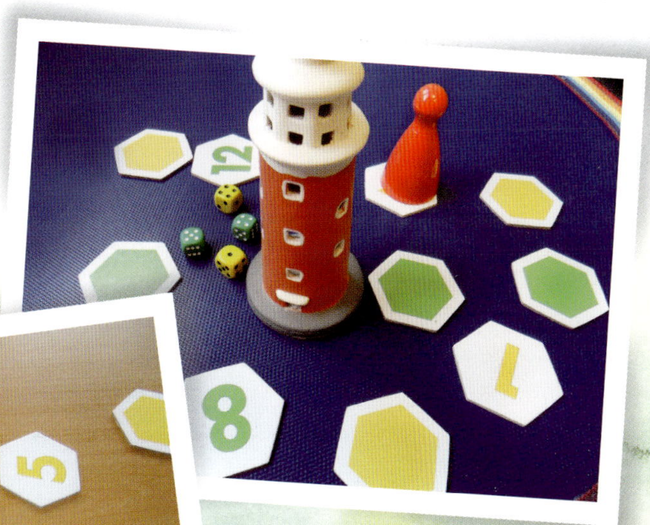

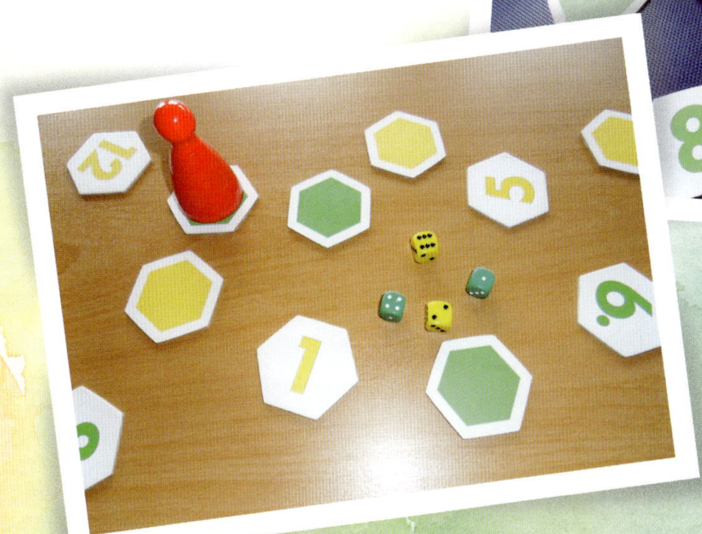

Schiffe Schiffe aufspüren

Einstieg
Im Sommer packt viele Menschen die Sehnsucht nach Meer und Schiffen. Es muss nicht immer der große Ozeanriese oder die mondäne Yacht sein. Eine kurze Schiffsfahrt über einen See, das Übersetzen mit einer Fähre oder mit einem kleinen Boot über einen Fluss schippern ... das macht Freude.
Im Spiel geht es ebenfalls um Schiffe. Ein Schreibspiel (ursprünglich „Schiffe versenken"), das schon viele Generationen gespielt haben und das mindestens seit dem Ende des 19. Jahrhunderts bekannt ist. Viele alte Menschen erinnern sich an dieses Spiel, das sie mit einfachsten Mitteln in ihrer Kindheit und Jugend gespielt haben.

Anzahl der Teilnehmenden
Ab 2 Spieler.

Spielmaterial
- Spielzettel, 1 je TN bzw. je Mannschaft.
- Je Zettel 2 Spielfelder aufmalen mit je 10 x 10 Kästchen. Waagerecht die Zahlen von 1 bis 10 zuordnen, senkrecht Buchstaben von a bis j. In einen Plan werden die eigenen, in den anderen die gegnerischen Schiffe eingetragen. (Alternativ fertige Zettel ausdrucken, siehe „Tipps"). (siehe Kopiervorlage im Anhang, S. 126).
- Stifte, 1 je TN.

Spiel Schiffe aufspüren
Vorbereitung:
Die Gruppe in Paare oder in 2 Mannschaften einteilen. Es spielen immer 2 TN bzw. 2 Mannschaften gegeneinander.
Auf dem Spielzettel in den eigenen Plan waagerecht oder senkrecht 10 Schiffe mit Umrandungen eintragen.
– 4 Schiffe über je 2 Kästchen (Fischerboot).
– 3 Schiffe über je 3 Kästchen (Schulschiff).
– 2 Schiffe über je 4 Kästchen (Tankschiff).
– 1 Schiff über 5 Kästchen (Containerschiff).
Die Schiffe müssen auf einer Linie bleiben, dürfen nicht um die Ecke gehen. Zwischen den Schiffen muss immer mindestens 1 Kästchen frei bleiben.

Anschauungsmaterial
- Verschiedene Spielzeug- oder Modellschiffe.
- Buddelschiff.
- Bilder von Schiffen und Booten.

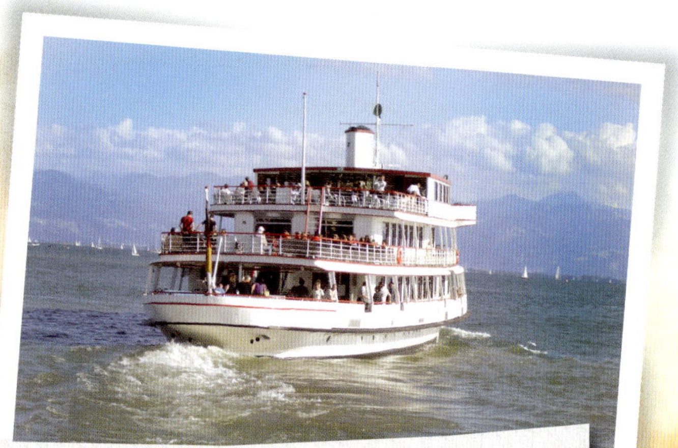

Tipp:
Wer sich das Zeichnen der Spielzettel ersparen will, findet fertige Vorlagen zum Ausdrucken im Internet, u.A. unter www.ausdrucken.eu oder www.kikisweb.de.

Alternativ kann das Spiel mit zwei Dame- oder Schachbrettern gespielt werden. Die haben zwar nur 8 x 8 Felder anstatt 10 x 10, aber dann werden einfach zwei Schiffe weniger aufgebaut. Die Schiffe werden dabei mit den Spielsteinen gebaut, indem 2, 3 oder 4 Kästchen nebeneinander mit den schwarzen bei Spieler A und auf dem anderen Brett mit den weißen Steinen bei Spielerin B belegt werden. Bei einem Treffer wird der entsprechende Spielstein entfernt.

Die Gegner dürfen nicht sehen, wo sich die Schiffe des Spielpartners befinden, denn sie sollen sie im Spielverlauf aufspüren.
Erklären und gemeinsam an Beispielen zeigen, wie die Felder benannt sind. Die Felder ergeben sich aus den Kreuzungspunkten der der Buchstaben und Zahlen. Zuerst den Buchstaben nennen und damit die waagerechte Reihe, also z.B. „G“, dann die Zahl für die senkrechte Spalte, z.B. „5“. Beide Linien kreuzen sich in einem Feld „G5“.

Regel:
Es geht darum, die Schiffe des anderen zu finden.
A fängt an und nennt ein beliebiges Feld auf dem Spielplan. B sucht das genannte Feld auf dem eigenen Spielplan und schaut nach, ob in diesem Kästchen ein Teil eines Schiffes liegt.
Hat A ein Stück Schiff gefunden, sagt B „Treffer“. Ist das nicht der Fall, antwortet B „Wasser“.
A trägt das abgefragte Feld in den leeren Spielplan auf seinem Spielzettel ein, macht bei „Wasser“ einen Kreis und bei „Treffer“ ein Kreuz.
A und B spielen im ständigen Wechsel.
Sobald das letzte Teil eines Schiffes getroffen ist, sagt der Spieler „erkannt“.
Das Spiel endet, wenn einer der Spieler oder eine der Mannschaften alle gegnerischen Schiffe aufgespürt hat.

Gesprächsimpulse

- Als Schiffe werden allgemein größere Wasserfahrzeuge bezeichnet. Welche Schiffe kennen Sie? *Dampfer, Kreuzfahrtschiff, Yacht, Fähre, Schulschiff, Segelschulschiff, Frachtschiff, Containerschiff, Katamaran ...*
- Welche kleineren Wasserfahrzeuge oder Boote kennen Sie? *Ruderboot, Paddelboot, Tretboot, Motorboot, Kajak, Schlauchboot, Einbaum ...*
- Sind Sie schon einmal übers Wasser gefahren? Mit welcher Art von Wasserfahrzeug und wo?
- Welche Begriffe für einzelne Schiffsteile oder Örtlichkeiten an Bord sind Ihnen geläufig? *Bug, Heck, Backbordseite (links), Steuerbordseite (rechts), Deck, Oberdeck, Schornstein, Kombüse (Küche), Propeller oder Schraube, Anker ...*
- Wissen Sie, wie die Geschwindigkeit von Schiffen angegeben wird? *In Knoten (kn). Ein Knoten entspricht einer Seemeile (sm = 1852 Meter) pro Stunde.*
- Wer gehört in der Regel zur Schiffsbesatzung? *Kapitän, Steuermann, Matrose, Maat (militärisch), Smutje (Koch), nautische und technische Offiziere, Decks-, Maschinen und Servicepersonal ...*

Musik

– Lale Andersen oder Nana Mouskouri u.A.: Ein Schiff wird kommen,
– Nena: Weißes Schiff,
– diverse Shanties.

Sprüche

Wenn Du ein Schiff bauen willst, dann trommle nicht Männer zusammen um Holz zu beschaffen, Aufgaben zu vergeben und die Arbeit einzuteilen, sondern lehre die Männer die Sehnsucht nach dem weiten, endlosen Meer.
Antoine de Saint-Exupéry (Französischer Schriftsteller und Berufspilot, 1900–1944).

Königshäuser Mau Mau

Einstieg

Die Ereignisse in den Königshäusern dieser Welt füllen seit ewigen Zeiten die Klatschspalten der Presse. Zugegeben, meist sind es wohl eher Frauen, die sich für die Familiengeschichten der Royals in den Medien interessieren. Aber auch Männer können sich kaum dem Glamour entziehen.
Prinz X heiratet, Prinzessin Y ist schwanger, und ein Königshaus ist von Skandalen erschüttert. Das interessiert die Welt. Die Sehnsucht nach ein wenig Prunk und Märchen steckt anscheinend in vielen Menschen. Dabei müssen wir gar nicht weit weg in orientalische Paläste aus Tausendundeine Nacht gehen. Es gibt genügend Königshäuser in Europa, ganz in unserer Nähe, außerdem das Großherzogtum Luxemburg und die Fürstentümer Liechtenstein und Monaco.
Im Spiel geht es eher einfach als luxuriös zu. Doch im Kartenspiel haben wir es mit Königen und anderen Figuren zu tun. Da ergibt sich aus dem simplen und altbekannten Mau-Mau-Spiel genügend Gesprächsstoff über Königshäuser.

Anzahl der Teilnehmenden

Ab 2 Spieler.

Spielmaterial

- 1 Kartenspiel. Bei 5 oder mehr TN ein halbes Romméspiel (ohne Joker!) mit 52 Blatt, bei weniger TN genügt ein Skatblatt mit 32 Karten.

Anschauungsmaterial

- Zeitschriften mit Fotos verschiedener Royals.
- Königsfigur, z.B. aus einem Kaspertheater o.Ä.

Spiel Mau-Mau

Vorbereitung:

Alle Karten gut mischen.
Je TN 5 Karten austeilen, den Rest als Stapel verdeckt in die Mitte legen.
Oberste Karte vom Stapel umdrehen und offen hinlegen.

Regel:

Ziel ist, die eigenen Karten schnellstmöglich abzulegen. Die TN sind reihum am Zug. Wer an der Reihe ist, darf 1 Karte auf die offen liegende ablegen, aber nur
– eine Karte mit demselben Wert, also König auf König, Ass auf Ass, 8 auf 8 usw. oder
– eine Karte mit derselben Farbe (das ist Kartenspieler-Jargon, gemeint ist das Symbol, nicht Rot oder Schwarz!), also Kreuz auf Kreuz, Pik auf Pik, Herz auf Herz und Karo auf Karo.
Hat der TN keine passende Karte in der Hand, muss er eine vom Stapel ziehen. Passt diese Karte zufällig, kann sie abgelegt werden. Danach ist die nächste TN an der Reihe. Kann niemand ablegen, eine Karte vom Stapel nehmen und auf den offenen Stapel legen, also eine neue Grundkarte ins Spiel bringen. Sobald ein Spieler die vorletzte Karte ablegt, muss er laut „Mau“ sagen, damit alle Bescheid wissen. Vergisst er das, muss er zur Strafe eine Karte vom Stapel nehmen.
Legt 1 TN die letzte Karte ab, sagt er „Mau Mau“ und hat damit gewonnen.

Wertung:

Werden mehrere Runden gespielt, genügt es, die gewonnenen Runden mit je 1 Punkt zu werten. Wer die meisten Punkte sammeln konnte, gewinnt.
Bei nur einer oder sehr wenigen Spielrunden nach Spielende die Karten, die die anderen Spieler noch in der Hand halten, als Minuspunkte zählen, entweder
– vereinfacht, d.h. je Karte 1 Minuspunkt oder
– die Karten mit ihren Punktwerten (vorher vereinbaren! Z.B. Bildkarten und Ass = 10 Punkte, Zählkarten nach ihren Augen) addieren. Wer die wenigsten Minuspunkte gesammelt hat, ist Sieger.

Gesprächsimpulse

- Was wissen Sie über einen König und seine Aufgaben?
  Monarchischer Würdenträger eines souveränen Staates, in modernen Monarchien Staatsoberhaupt mit ausschließlich repräsentativen Aufgaben.
- In welchen europäischen Staaten gibt es noch Königshäuser?
  Spanien, Großbritannien, Dänemark, Niederlande, Belgien, Schweden, Norwegen.
- Haben Sie schon einmal eine königliche Hochzeit im Fernsehen verfolgt?
- Kennen Sie Mitglieder königlicher Familien namentlich? Welche?
- Was halten Sie von dem Pomp, der an Königshäusern üblich ist?
- Passen Königshäuser noch in unsere Zeit?
- Ist eine Thronfolgeregelung wie in Großbritannien, die weibliche Nachkommen gegenüber den Söhnen benachteiligt, noch zeitgemäß?

Musik

– Musical: Ich will jetzt gleich König sein (aus: König der Löwen),
– Volkslied: Es waren zwei Königskinder.

Sprüche

Es heißt, dass wir Könige auf Erden die Ebenbilder Gottes seien. Ich habe mich daraufhin im Spiegel betrachtet. Sehr schmeichelhaft für den lieben Gott ist das nicht.
Friedrich II, auch Friedrich der Große oder der „Alte Fritz" (König von Preußen und Kurfürst von Brandenburg, 1712–1786).

Das Schicksal macht nie einen König matt, ehe es ihm Schach geboten hat.
Carl Ludwig Börne (Deutscher Journalist, Literatur- und Theaterkritiker, 1786–1837).

Das ist königlich, dass man Böses über sich sagen lässt von einem, dem man Gutes getan.
Alexander der Große (König von Makedonien und Hegemon, 356–323 v. Chr.).

Unter den Blinden ist der Einäugige König.
Volksmund.

Tipp:

Sind TN dabei, die die Spielregeln noch nicht kennen oder nicht auf Anhieb verstehen, am besten bei den ersten Spielrunden Tandems bilden. Das heißt, jeweils 2 TN – 1 erfahrene Kartenspielerin mit 1 neuen Spieler – spielen gemeinsam und besprechen ihre Spielzüge.

Wird mit Wertung gespielt, – was nicht immer der Fall sein muss – den Spielstand immer für alle sichtbar notieren an einer Tafel, auf einem großen Plakat ...

Bundesländer Deutschlandreise

Einstieg

Dank Globalisierung und Internet kennen wir Deutschen uns mittlerweile gut aus in der Welt. Die Nachrichten informieren uns ständig, was in weiter Ferne geschieht, und im Urlaub jetten wir in exotische Länder. Doch wissen wir genauso gut Bescheid über die deutschen Bundesländer? Da kennen sich häufig alte Menschen viel besser aus als junge. Bei der spielerischen Deutschlandreise können nicht nur die TN gegenseitig voneinander lernen, sondern auch SL erfahren häufig Neues oder frischen ihre Kenntnisse auf. Wo liegt eigentlich X? Was ist die Hauptstadt von Y? Welche Sehenswürdigkeiten gibt es in Z?

Anzahl der Teilnehmenden

Ab 2 Spieler.

Spielmaterial

- 1 Deutschlandkarte (politische Karte), skizziert mit Umrissen der 16 Bundesländer und eingezeichneten, nummerierten Punkten für deren Hauptstädte.
- 16 Korken, nummeriert von 3–18 (mit Filzstiften beschriften).
- 3 Augenwürfel.
- 1 Würfelbecher.

Anschauungsmaterial

- Deutschlandkarte oder Atlas, um bei Bedarf einzelne Länder oder Regionen detailliert betrachten zu können.

Spiel Deutschlandreise

Vorbereitung:

Spielplan skizzieren, so dass nur Deutschland und die Umrisse der 16 Bundesländer zu sehen sind (abpausen von politischer Karte oder fertig ausdrucken als bunte Karte aus dem Internet). In jedes Bundesland die jeweilige Hauptstadt als nummerierten Punkt eintragen. Bei der Nummerierung mit 3 beginnen (wegen des Einsatzes von 3 Augenwürfeln, da dann die niedrigste mögliche Augenzahl 3 beträgt. Zuordnung der Zahlen siehe „Gesprächsimpulse“). Mit der Gruppe den Spielplan – die Deutschlandkarte mit den als Punkte und Zahlen von 3–18 eingezeichneten Hauptstädten – betrachten. Nummerierung erläutern wegen des Beginns bei 3.

Regel:

Reihum würfeln und bei jedem Wurf die Augen aller 3 Würfel addieren.
Den Korken mit der gewürfelten Augenzahl auf den entsprechenden Punkt auf der Karte setzen. Ist der Punkt bereits besetzt, Würfel weitergeben an den nächsten TN.
Über jedes Bundesland zusammentragen, was die TN darüber wissen – Städte, Sehenswürdigkeiten, Landschaften, Kulinarisches ...
Das Spiel ist beendet, wenn alle 16 Korken auf der Karte stehen.

Gesprächsimpulse

- 3 = Kiel (Schleswig-Holstein). *Lübeck, Flensburg; Nord- und Ostsee; Grenze zu Dänemark; Inseln Sylt, Amrum ..., Halligen ...*
- 4 = Schwerin (Mecklenburg-Vorpommern). *Rostock, Stralsund, Greifswald; Ostsee; Grenze zu Polen; Mecklenburgische Seenplatte; Inseln Rügen, Usedom, Hiddensee ...*
- 5 = Hamburg (Hamburg). *Stadtstaat, zweitgrößte Stadt und größter Seehafen Deutschlands; Fischmarkt, Hafencity, Speicherstadt ...*
- 6 = Hannover (Niedersachsen). *Braunschweig, Osnabrück, Oldenburg; Grenze zu Niederlanden; zweitgrößtes Bundesland; Lüneburger Heide, Harz, Ostfriesische Inseln ...*
- 7 = Bremen (Bremen). *Zwei-Städte-Staat mit Bremerhaven; Bremer Stadtmusikanten ...*
- 8 = Magdeburg (Sachsen-Anhalt). *Halle, Dessau, Wittenberg; Magdeburger Börde, Harz mit Brocken; Chemiefabriken, Braunkohle- und Bergbaurevier ...*
- 9 = Berlin (Berlin). *Bundeshauptstadt, Regierungssitz; Spree, Havel; ehemals geteilte Stadt, Bau der Berliner Mauer 1961 durch die DDR; Brandenburger Tor, Reichstagsgebäude, Schloss Bellevue ...*
- 10 = Potsdam (Brandenburg). *Cottbus, Frankfurt/Oder, Eberswalde; Grenze zu Polen; Havelland, Lausitz, Uckermark; Flughafen Berlin Brandenburg (ehemals Schönefeld); Schloss Sanssouci ...*
- 11 = Dresden (Sachsen). *Leipzig, Chemnitz, Zwickau; Grenzen zu Polen und Tschechien; Erzgebirge, Vogtland, Sächsische Schweiz; Meißener Porzellan, Bergbau, Erzgebirgische Volkskunst ...*
- 12 = Erfurt (Thüringen). *Jena, Gera, Weimar; Thüringer Wald und Schiefergebirge, Fernwanderweg Rennsteig, Unstruttal; Jenoptik, Bergbau; Schloss Belvedere, Wartburg ...*
- 13 = Wiesbaden (Hessen). *Frankfurt/Main, Kassel, Darmstadt; Westerwald, Taunus, Rhön; Main, Rhein; Flughafen Frankfurt am Main; Banken, Deutsche Börse ...*
- 14 = Düsseldorf (Nordrhein-Westfalen). *Köln, Dortmund, Essen; Grenze zu Belgien und den Niederlanden; Bergisches Land, Sauerland; Nationalpark Eifel ...*
- 15 = Mainz (Rheinland-Pfalz). *Grenzen zu Frankreich, Belgien und Luxemburg; Rhein, Mosel, Saar; Vulkaneifel, Maare; Porta Nigra, Deutsches Eck, Speyerer Dom, Abtei Maria Laach ...*
- 16 = Saarbrücken (Saarland). *Grenzen zu Frankreich und Luxemburg; Neunkirchen, Homburg, Saarlouis; Automobil- und Stahlindustrie, Völklinger Hütte (Weltkulturerbe) ...*
- 17 = Stuttgart (Baden-Württemberg). *Mannheim, Karlsruhe, Freiburg; Grenzen zu Frankreich, Schweiz, über den Bodensee zu Österreich; Schwarzwald, Odenwald, Schwäbische Alb ...*
- 18 = München (Bayern). *Nürnberg, Augsburg, Regensburg; Grenzen zu Österreich und Tschechien, über den Bodensee zur Schweiz; flächengrößtes Bundesland ...*

Musik

- Nationalhymne,
- Tom Astor: Hallo, guten Morgen Deutschland.

Spruch

Denk ich an Deutschland in der Nacht,
dann bin ich um den Schlaf gebracht.
Ich kann nicht mehr die Augen schließen,
und meine heißen Tränen fließen.
Heinrich Heine (Deutscher Dichter, 1797–1856).

Tipp:

Gut ist, vor Spielbeginn die Herkunfts-Bundesländer der TN in Erfahrung zu bringen und einige Stichworte dazu zu sammeln, um gezielt Impulse geben zu können.

Ansichtskarten Bildstreifen würfeln

Einstieg

In der Urlaubszeit werden im Zeitalter elektronischer Grüße noch immer in aller Welt Ansichtskarten verkauft, geschrieben und verschickt. Zwar lassen sie meist wenig Platz für persönliche Informationen, aber ihre Beliebtheit ist ungebrochen. Sie zeigen den Empfängern, dass jemand an sie gedacht hat. Und sie laden zum Träumen ein von einsamen Stränden, malerischen Sonnenuntergängen oder exotischen Zielen. Ansichtskarten geben demjenigen, der sie erhält, eine bildhafte Vorstellung davon, wo sich ihm nahestehende Menschen aufhalten. Wir heben sie eine Weile auf, zeigen sie anderen, aber irgendwann haben sie ihren Zweck erfüllt. Für Sammler allerdings haben alte Ansichtskarten hohen Wert. Sie werden teuer gehandelt.
Zum Spielen lassen sich Ansichtskarten auch dann noch sinnvoll einsetzen, wenn ihre Schreiber längst wieder zu Hause sind. Hier vermitteln sie den Daheimgebliebenen ein kleines Stück Urlaubsgefühl.

Anzahl der Teilnehmenden

2–6 Spieler.

Spielmaterial

- Ansichtskarten, 4–6 Stück,
- Rückseiten in unterschiedlichen Farben beklebt, jede Karte in 4–6 Streifen geschnitten.
- 1 Farbenwürfel.

Anschauungsmaterial

- Eine Sammlung unterschiedlicher Ansichtskarten.

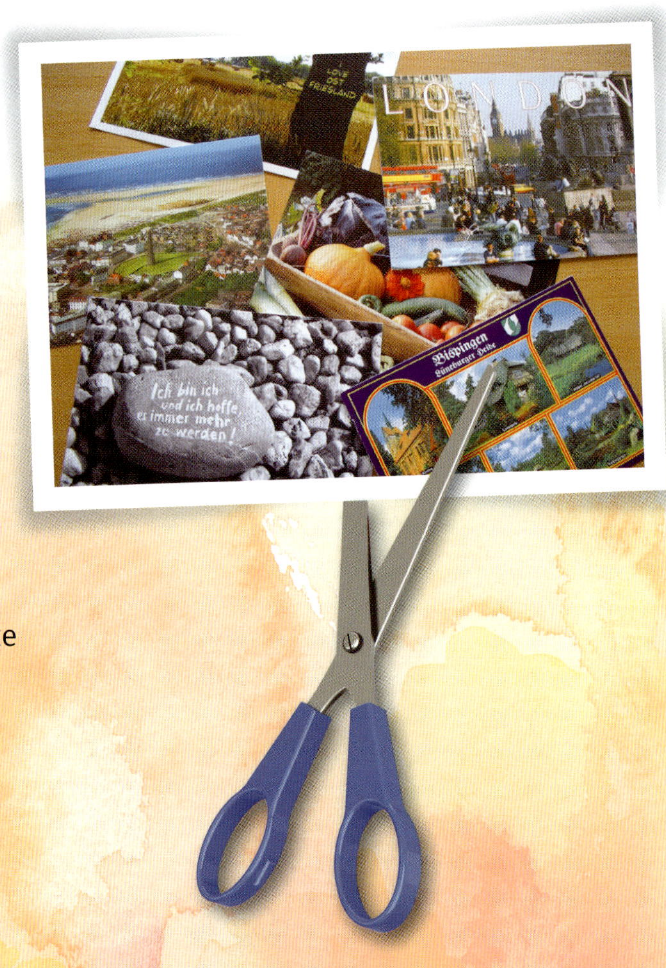
LONDON
Ich bin ich und ich hoffe, es immer mehr zu werden!

Spiel **Bildstreifen würfeln**

Vorbereitung:
Ansichtskarten vorbereiten, eventuell gemeinsam mit der Gruppe.
Rückseiten der Karten mit Papier bekleben, jede Karte in einer anderen Farbe. Die Papierfarben müssen mit den Farbflächen des Würfels übereinstimmen!
Jede Karte in Streifen schneiden, gleichgültig ob längs oder quer. Je mehr Streifen, desto länger dauert später das Spiel.
Alle Streifen aller Farben gut mischen, in einen offenen Behälter legen und in die Tischmitte stellen.

32. Kalenderwoche August

Das Spielebuch, Bettina M. Jasper © Vincentz Network GmbH & Co. KG, Hannover 2013, ISBN 978-3-86630-236-5

Regel:
Ziel ist, gemeinsam als Gruppe aus den Streifen alle Ansichtskarten richtig zusammenzusetzen.
Dazu müssen sie Stück für Stück erwürfelt und richtig eingeordnet werden.
Die TN würfeln reihum mit dem Farbenwürfel.
Solange Streifen vorhanden sind, nach jedem Wurf einen Streifen der entsprechenden Farbe ziehen.
Gezogene Streifen nach Farben sortiert in der Tischmitte ablegen, so dass alle anlegen können.
Es liegt also für alle zugänglich jeweils eine Sammlung roter, gelber, blauer ... Streifen.
Bei jedem erwürfelten Streifen nachsehen, ob er direkt zu einem anderen seiner Farbe passt.
Ist das der Fall, gemeinsam so liegen lassen.
Würfelnd Stück für Stück die Ansichtskarten vervollständigen.
Das Spiel endet, sobald alle Karten komplett erwürfelt und richtig zusammengefügt sind.

Variation:
Wie oben. Aber es wird um die Wette gespielt. Jeder TN sammelt ausschließlich Streifen einer Farbe, die vor Spielbeginn verlost wird. Nur wer die eigene Farbe würfelt, darf einen Streifen nehmen.
Wer hat zuerst die eigene Karte richtig zusammengesetzt?

Gesprächsimpulse

- Schreiben oder erhalten Sie gern Ansichtskarten?
- Was tun Sie gewöhnlich mit Ansichtskarten, wenn Sie sie gelesen haben?
  Aufstellen, aufhängen, sammeln ...
- Erinnern Sie sich an eine Karte, die von einem besonders weit entfernten Ort kam?
- Gibt es eine Karte, über die Sie sich ganz besonders gefreut haben?
- An wen haben Sie zuletzt eine Ansichtskarte geschickt?
- Beschreiben Sie, wie gewöhnlich die Rückseite einer Ansichtskarte aussieht! *Zwei geteilte Felder – eines für Adresse und Briefmarke, eines für Text, Erläuterung zur Bildseite (Motiv, Fotograf ...).*

Spruch

Wie gern wir uns beneiden lassen, beweist fast jede Ansichtskarte, die wir schreiben.
Sigmund Graff (Deutscher Schriftsteller und Dramatiker, 1898–1979).

Tipp:

Farbige Unterlagen – einfach ein Blatt Papier oder ein Laminat – erleichtern die farbliche Zuordnung der Teile und lassen die Motive besser erkennen.

Falls für die TN die Motive der Ansichtskarten zu klein zum Erkennen und Zusammensetzen sind, funktioniert das Spiel in gleicher Weise mit Kalenderbildern.

Wussten Sie schon, dass
– es erste Vorläufer der heutigen Ansichtskarten bereits 1777 gegeben haben soll?
– die erste offizielle, illustrierte Karte 1870 per Post verschickt wurde?
– das Sammeln und Erforschen von Postkarten mit dem Begriff „Philokartie“ bezeichnet wird?

Geben Sie den TN am Ende der Spielrunde – oder bei einem weiteren Treffen – Gelegenheit, jeder eine Ansichtskarte an einen nahestehenden Menschen zu schreiben! Vielleicht geben die TN sich dabei gegenseitig Unterstützung, vielleicht diktieren sie nur den Text ...

Türme Turmbau schwarz-weiß

Einstieg
Ein Turm ist ein Bauwerk, dessen Höhe ein Mehrfaches seiner Grundfläche oder seines Durchmessers beträgt. Das Bedürfnis, in die Höhe zu bauen, steckt im Menschen. Wer hat nicht als Kind versucht, hohe Türme zu bauen? Bei Erwachsenen gibt es gar einen Wettbewerb zwischen Staaten – Wer hat den höchsten Turm, das höchste Gebäude? Zurzeit führt Dubai die Hitliste an mit einem Gebäude von 828 Metern Höhe.
Im täglichen Leben kommen wir mit unterschiedlichen Türmen in Berührung – Kirchturm oder Wasserturm, Leuchtturm oder Fernsehturm. Und auch im übertragenen Sinn bauen wir in die Höhe – wir türmen Wolken ebenso auf wie Schuldenberge.
Im Spiel geht es ebenfalls um Türme. Diese werden allerdings nicht ganz so hoch. Um die Höhe geht es überhaupt nicht, sondern darum, mit etwas Strategie womöglich den letzten möglichen Spielzug zu machen.

Anzahl der Teilnehmenden
2–4 Spieler.

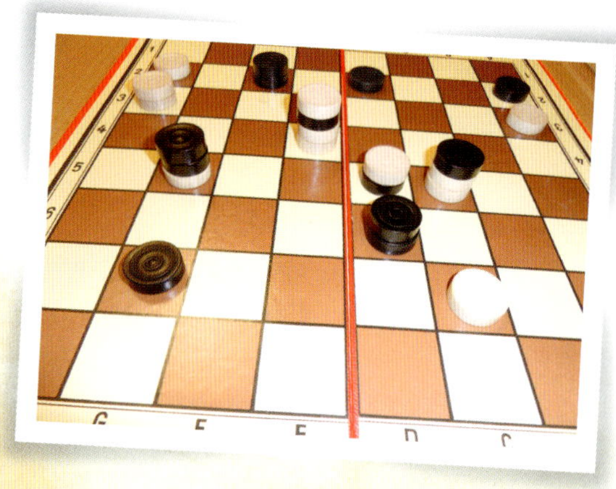

Spielmaterial
- Spielsteine aus einem Damespiel, je 12 in Weiß und Schwarz.
- Für Variation 2 zusätzlich ein Dame- oder Schachbrett.

Anschauungsmaterial
- 1 Dekoturm oder Souvenirartikel, z.B. Leuchtturm, Eiffelturm ...

Spiel Turmbau schwarz-weiß
Vorbereitung:
Die TN mit den Steinen experimentieren und beliebig Türme bauen lassen. Ausprobieren, wie viele sie aufeinander stapeln können, ohne dass die Türme umstürzen.
Alle 24 Steine bzw. Scheiben durcheinander auf dem Tisch verteilen, so dass jeder Stein einzeln frei liegt.

Regel:
Es geht darum, die Steine zu Türmen zu stapeln. Ziel ist, den letzten möglichen Stapelvorgang auszuführen. Die Person, der das gelingt, gewinnt die Runde.
Die TN sind reihum – oder bei nur 2 TN abwechselnd – am Zug.
Wer am Zug ist, führt einen Stapelvorgang aus, das heißt er wählt einen Turm und setzt ihn auf einen anderen.
Ein Turm kann aus unterschiedlich vielen Steinen bestehen, zwischen 1 und max. 5 Steinen.
Fürs Stapeln muss mindestens eine von zwei Bedingungen erfüllt sein:
– Beide Türme müssen dieselbe Höhe, also gleiche Anzahl von Steinen haben oder

– die oben liegenden Steine beider Türme müssen dieselbe Farbe haben.
Bestehende Türme dürfen nicht mehr abgebaut werden, können also nur komplett bewegt und auf einen anderen Turm gestapelt werden.
Türme mit 5 Steinen sind komplett, können nicht mehr höher gebaut werden.
Sobald ein TN keinen Stapelvorgang mehr ausführen kann, ist das Spiel beendet.
Es gewinnt der TN, der den letzten Stapelvorgang vollziehen kann.

Variante 1:
Wie oben. Aber die Höhe der Türme wird nicht begrenzt. Doch die Türme müssen stehen bleiben. Das ist eine Herausforderung an die Geschicklichkeit der TN.

Variante 2:
Grundidee wie oben. Aber es kommt zusätzlich ein Dame- bzw. Schachbrett zum Einsatz. Darauf werden vor Spielbeginn die Steine durcheinander beliebig verteilt, jedoch so, dass immer ein Stein unabhängig von seiner Farbe auf einem schwarzen oder weißen Feld liegt.
Die einzige Bedingung zum Stapeln ist hier die farbliche Übereinstimmung des Feldes, auf dem der Turm steht mit dem obersten Stein, der darauf gesetzt wird. Liegt ein beliebiger Stein auf einem weißen Feld, so darf nur ein weißer Turm darauf gesetzt werden. Auch ein einzelner Stein gilt als Turm. Steht ein Turm auf einem schwarzen Feld, kann er nur mit einem schwarzen Turm ergänzt werden. Entscheidend für die Farbe eines Turms ist immer nur der oberste Stein. Die übrigen Regeln bleiben wie bei der Grundversion.

Gesprächsimpulse

- Welche Arten von echten Türmen, also Bauwerken, sind Ihnen schon begegnet? *Fernsehturm, Sendeturm, Glockenturm, Minarett, Geschützturm, Litfaßsäule, Aussichtsturm, Hochsitz, Sprungturm im Schwimmbad …*
- Welche Türme sind bekannte Sehenswürdigkeiten? *Schiefer Turm Pisa, Eiffelturm Paris, Runder Turm Kopenhagen, Petronas-Türme Kuala Lumpur …*
- Kennen Sie Türme im Zusammenhang mit Spielen? *Schachfigur Turm, Jenga (Geschicklichkeitsspiel), Türme von Hanoi (mathematisches Denkspiel) …*
- Stellen Sie sich vor, Sie stünden auf einem Aussichtsturm hier in der Nähe. Was würden Sie sehen?

Musik

Kinderlied/Fingerspiel: Wie das Fähnchen auf dem Turme.

Sprüche

Wer hohe Türme bauen will, muss lange beim Fundament verweilen.
Anton Bruckner (Österreichischer Komponist, 1824–1896).

Das Wetter schlägt gern in die hohen Türme.
Volksmund.

Tipp:

Achten Sie darauf, dass die Türme weit genug auseinander stehen, damit sie nicht beim Stapeln versehentlich umgeworfen werden!

Bei mehreren TN und Einsatz eines Spielbretts (Variation 2) darauf achten, dass sich das Spielbrett verschieben lässt. Ist das Spielbrett klappbar, eine feste Unterlage (Tablett o.Ä.) unterlegen!

Wasser Die Wasserroute

Einstieg

Wasser ist Leben. Chemisch handelt es sich lediglich um eine Verbindung aus Wasserstoff und Sauerstoff. Das Besondere ist: Wasser ist die einzige chemische Verbindung auf der Erde, die in der Natur in drei verschiedenen Aggregatzuständen vorkommt: flüssig (und nur dann wird sie als Wasser bezeichnet), fest (Eis) und gasförmig (Wasserdampf).
Ohne Wasser kann weder der Mensch noch die Umwelt leben. Dennoch gibt es immer einen Konflikt zwischen zu viel und zu wenig Wasser, zwischen Dürren und Hochwasser. Weltweit ist Wasser ein knappes Gut. Mehr als eine Milliarde Menschen haben keinen ausreichenden Zugang zu sauberem Wasser. Gleichzeitig lassen wir es oft gedankenlos aus der Leitung fließen.
Das Spiel rückt die Bedeutung des Wassers, das für uns immer da und selbstverständlich geworden ist, ins Bewusstsein.

Anzahl der Teilnehmenden

Ab 2 Spieler.

Spielmaterial

- Schnapsgläser, 1 je TN.
- Trinkwasser – Mineral- oder Leitungswasser.
- 1 Augenwürfel.
- Liederbuch.

Anschauungsmaterial

- Wasserkrug.
- Zimmerbrunnen.
- Fotos mit Wassermotiven – Brunnen, Wasserfall ...

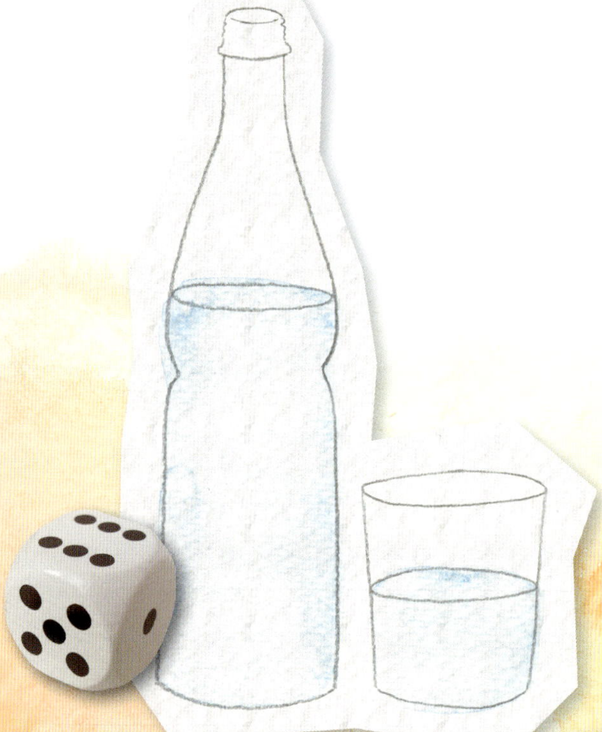

Spiel Die Wasserroute

Vorbereitung:

Klebezettel mit Namen der TN beschriften.
Auf jedes Schnapsglas einen Namenszettel kleben.
Gläser mit Trinkwasser füllen und an alle TN verteilen.
TN aufs Thema einstimmen: Zu vielen naturwissenschaftlichen, kulturellen oder anderen Themen gibt es Lehrpfade. Wir machen uns heute auf den Weg über die „Wasserroute“. Wir gehen auf einen Gedankenspaziergang. Unterwegs gibt es Informationen, Schätzfragen und Lieder.

Tipp:

Günstig ist, vor Spielbeginn eine Sammlung von Liedtexten zum Thema zusammenzustellen.

Lieder müssen nicht komplett gesungen werden. Oft genügt eine Strophe oder ein Refrain – der Teil, der sich mit Wasser beschäftigt.

Nicht alle TN benötigen Liedtexte. Die entsprechende Textstelle, vor dem Singen kurz von der SL in Erinnerung gerufen, erspart Unruhe durch langes Suchen und Blättern.

Regel:
Reihum mit dem Augenwürfel würfeln. Abhängig vom Wurf folgt auf jeden Wurf gemeinsame Aktion:
Bei: 1 oder 2 = Erfahrungs- oder Schätzfrage, 3 oder 4 = Lied, 5 oder 6 = Trinken.
Die SL stellt die entsprechende Aufgabe aus dem folgenden Pool. Wer gewürfelt hat, hat Vorrang.
Doch jede Aufgabe oder Frage wird von der Gruppe gemeinsam gelöst.

1 oder 2

- Wie viel Prozent des Wassers auf der Erde ist Süßwasser? *Ca. 3 Prozent.*
- Wie heißt die Wissenschaft, die sich mit Wasser über, auf und unter der Erde beschäftigt? *Hydrologie* oder Hydrant?
- Wie viel Wasser wird durchschnittlich für ein Vollbad benötigt? *Ca. 150 Liter.*
- Wie viel Liter Trinkwasser verbraucht durchschnittlich jeder Deutsche täglich? *Ca. 250 Liter – ca .130 Liter – ca. 80 Liter – ca. 40 Liter?*
- Wie viel Wasser trinken Sie durchschnittlich am Tag?
- Wie mögen Sie Ihr Wasser am liebsten? *Kalt, Zimmertemperatur, still, medium, mit Zitrone ...*
- Wie viele Menschen weltweit haben keinen Zugriff auf sauberes Wasser? *Ca. 500.000 – ca. 1 Million – ca. 10 Millionen – ca. 1,1 Milliarden.*
- Was hilft, Trinkwasser zu sparen? *Regenwasser nutzen, Spartasten an Toiletten, Perlatoren und Luftsprudler für Wasserhähne und Duschköpfe ...*

3 oder 4
Finden Sie ein Lied, das direkt oder indirekt mit Wasser zu tun hat, und singen sie gemeinsam die entsprechende Strophe! Beispiele

- ... Vom Wasser haben wir's gelernt ... – Das Wandern ist des Müllers Lust.
- Wasser ist zum Waschen da, falleri und fallera.
- Wenn das Wasser im Rhein ...
- Es klappert die Mühle am rauschenden Bach.
- Wenn alle Brünnlein fließen.
- Am Brunnen vor dem Tore.

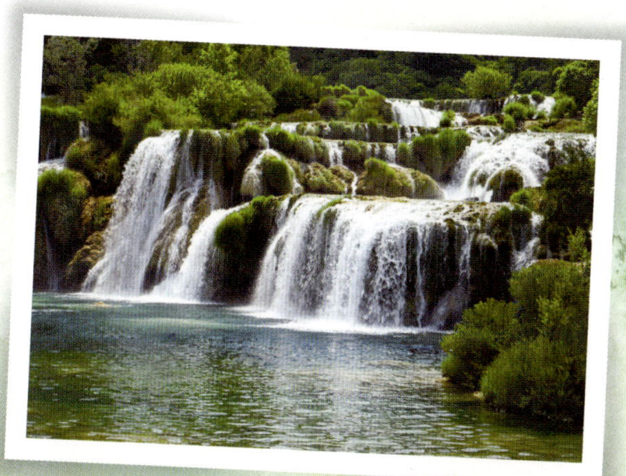

5 oder 6
Zeigt der Augenwürfel eine 5 oder eine 6, so stoßen alle miteinander an und leeren ihr Schnapsglas. Danach wieder neu füllen!

Sprüche

Auch Quellen und Brunnen versiegen,
wenn man zu oft und zu viel aus ihnen schöpft.
Demosthenes *(Griechischer Staatsmann, 384–322 v. Chr.).*

Eine Flüssigkeit, die nicht zum Trinken da ist, sonst hätte Gott nicht so viel davon gesalzen.
Brendan Behan *(Irischer Dramatiker und Schriftsteller, 1923–1964).*

Fußball Elfmeterschießen

Einstieg

Fußball ist ein schier unerschöpfliches Gesprächsthema, und das nicht nur für Männer. Die große Mehrheit der Bevölkerung scheint sich damit auszukennen, viele sogar besser als die Profis, glaubt man den Kommentaren, die regelmäßig vom Publikum an Bildschirmen, an Kneipentischen oder im Stadion abgegeben werden.
Die Zeit des aktiven Fußballspielens ist für alte, pflegebedürftige Menschen vorbei, doch das Interesse an diesem Mannschaftssport bleibt bei vielen bestehen. Ein Kickertisch ist in den wenigsten Einrichtungen verfügbar. Tippkick-Spiele sind schwierig zu handhaben für alte Menschen. „Elfmeterschießen" ist eine einfach Alternative. Das Spiel macht den Fußball zum Thema, lässt die TN ihre Kenntnisse und Kompetenzen einbringen. Gleichzeitig trainieren die Beteiligten ihre feinmotorischen Fähigkeiten und die Auge-Hand-Koordination.

Anzahl der Teilnehmenden

Ab 2 Spieler, eingeteilt in 2 Mannschaften.

Spielmaterial

- 1 Pappkarton, bearbeitet.
- 1 Spielfigur, möglichst groß, ca. 5–8 cm, als Torwart.
- 1 kleiner Ball oder 1 Kugel.

Anschauungsmaterial

- Fußball.
- Trikot.
- Fußballschuhe.

Spiel Elfmeterschießen

Vorbereitung:

Pappkarton als Tor präparieren, d.h. Öffnung in den umgedrehten Karton schneiden, je nach Größe eventuell eine Seite komplett herausschneiden.
Die TN mit dem Material experimentieren lassen.

- Schnipsen – lockere Faust auf den Tisch legen, Zeigefinger herausschnellen lassen und damit den Ball zu einem anderen TN spielen.
- Kreuz und quer in der Tischrunde einander zuspielen, so dass der Ball möglichst nicht vom Tisch fällt.
- Abwechselnd reihum mit dem „Torwart" experimentieren. Die anderen TN spielen zum Torwart, der versucht, die Bälle zu halten. Spielfigur beliebig mit einer Hand greifen.

2 Mannschaften einteilen.

Tipp:

Vor Spielbeginn das Ende vereinbaren – Uhrzeit, Anzahl der Durchgänge, Trefferpunkte ...

Eventuell „Torschützen des Tages" küren. Nur, wenn die Gruppensituation das erlaubt, d.h. einander „ebenbürtige" TN, die häufiger miteinander spielen und sich gegenseitig Gelegenheit zur Revanche bieten!

Regel:
Es geht darum, per Schnipsen (Schießen) den Ball ins gegnerische Tor (Karton) zu befördern.
Der Torwart (Spielfigur) der gegnerischen Mannschaft versucht, das zu verhindern und den Ball abzuwehren.
Der Torwart darf nur mit der Spielfigur Ballkontakt haben, die Kugel nicht mit den Händen berühren.
Beide Mannschaften sind abwechselnd am Spiel. Innerhalb jeder Mannschaft sind die TN reihum an der Reihe. Wer am Spiel ist, darf jeweils 3 Schüsse abgeben. Danach wird gewechselt.
Tor und Torwart wechseln regelmäßig die Mannschaft. In jeder Mannschaft sind die TN reihum Torwart.
Spielergebnisse für alle sichtbar machen – Tafel, Plakat ...!

Gesprächsimpulse

- Haben Sie jemals aktiv Fußball gespielt?
- Waren Sie schon einmal in einem Fußballstadion?
- Sehen Sie sich Spiele im Fernsehen an? Welche?
- Sind Sie Fan eines bestimmten Vereins?
- Kennen Sie zurzeit aktive Spieler? Welche?
- Was halten Sie vom Frauenfußball?
- Können Sie erklären, was ein „Elfmeter“ im Fußball genau ist? *Strafstoß, vom Schiedsrichter verhängte Strafe nach einer Regelwidrigkeit im Strafraum. Der Strafstoß ist zu unterscheiden vom „Elfmeterschießen“ als Verfahren zur Ermittlung eines Siegers bei Gleichstand nach Ende der regulären Spielzeit.*

Musik

– Fettes Brot: Fußball ist immer noch wichtig,
– Shakira: Waka waka (Offizieller Song World Cup 2010).

Sprüche

Ich glaube, dass der Tabellenerste jeder Zeit den Spitzenreiter schlagen kann.
Berti Vogts (Deutscher ehemaliger Fußballer, heute Trainer, Bundestrainer 1990–1998).

Eines der Probleme beim Fußball ist, dass die einzigen Leute, die wissen, wie man spielen müsste, auf der Pressetribüne sitzen.
Robert Lembke (Deutscher Journalist und Fernsehmoderator, 1913–1989).

Ein Tag ohne Fußball ist ein verlorener Tag.
Ernst Happel (Österreichischer Fußballspieler und -trainer, 1925–1992).

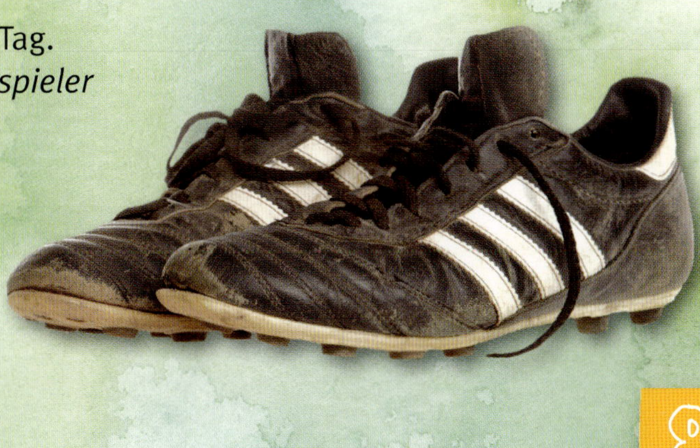

Baden Schwimmen

Einstieg

Im Spätsommer sind die Gewässer noch aufgeheizt. So manche nutzen die Sonnenstrahlen zum Baden im Freien. Da tummeln sich Menschen an Baggerseen und in Freibädern. Andere schwimmen noch im Meer.

Für jüngere Generationen ist es beinahe selbstverständlich, schwimmen zu können. Doch wer heute im hohen Alter ist, hat das früher nicht automatisch gelernt. Diejenigen, die sich in Gewässern fortbewegen, wenn sie die Bodenhaftung verlieren, sind meist in der Minderzahl. Schließlich waren Schwimmbäder nicht in der Anzahl vorhanden wie heute. Außerdem waren Menschen noch vor Jahrzehnten nicht so mobil, dass sie natürliche Gewässer von überall hätten erreichen können.

So fand Schwimmunterricht – wenn überhaupt – oft als Trockenübung statt.

In der Alltagssprache umfasst das Schwimmen auch Baden und Planschen. Gebadet wird seit ewigen Zeiten überall. Und das – meist wöchentliche – Wannenbad ist für viele alte Menschen Wellness-programm.

Im Kartenspiel geht es ums symbolische Schwimmen. Das Spiel ist seit Jahrzehnten verbreitet und womöglich einzelnen TN bekannt.

Anzahl der Teilnehmenden

Ab 2 Spieler.

Spielmaterial

- 1 Skatspiel mit 32 Blatt.
- Je TN 3 Spielchips (alternativ Münzen, Streich- oder Legehölzchen, Steinchen o.Ä.).

Anschauungsmaterial

- Badeutensilien.
- Schwimmbrille, Flossen ...

Spiel Schwimmen

Vorbereitung:

Erläutern: Jeder TN hat drei Eintrittskarten in eine Badelandschaft in Form von Chips. Für jedes verlorene Spiel wird eine Eintrittskarte abgegeben. Wer alle drei abgegeben hat, darf noch eine Runde mitspielen, allerdings schwimmt er nun ohne Hilfsmittel. Verliert er ein weiteres Mal, muss der das Bad verlassen und scheidet aus.

Kartenwerte besprechen:

- 7, 8, 9 und 10 zählen die entsprechenden Punkte.
- Bube, Dame und König je 10 Punkte.
- Ass 11 Punkte.

Regel:

Karten mischen und je TN 3 Karten austeilen.

Der Geber erhält 2 Stapel je 3 Karten. Er nimmt einen der beiden Stapel auf und darf wählen, ob er die 3 Karten behalten will. Wenn ja, legt er die 3 anderen offen in die Mitte. Andernfalls legt er seinen Stapel in die Mitte und nimmt den zweiten Stapel auf, den er dann behalten muss.

Die TN sind reihum am Zug und versuchen, durch Kartentausch eine Kombination auf der Hand zu bilden.

Es gibt zwei Möglichkeiten, 3-er-Kombinationen zu bilden:

Das Spielebuch, Bettina M. Jasper © Vincentz Network GmbH & Co. KG, Hannover 2013, ISBN 978-3-86630-236-5

– Karten derselben Farbe Kreuz, Pik, Herz oder Karo) sammeln und deren Punktwerte addieren oder
– Karten desselben Wertes, also 3 Karten je 7, 3 Damen usw. Diese Kombination zählt immer 30 1/2 Punkte. Ausnahme: 3 Asse. Die zählen immer 31 und sind damit die höchstmögliche Punktzahl.

Getauscht wird mit den Karten in der Mitte. Dabei kann entweder 1 Karte getauscht werden oder alle 3 werden gegen die eigenen eingewechselt. Wer nicht tauschen möchte, kann „schieben“, also nicht tauschen, oder das Spiel schließen, indem er „klopft“. Danach dürfen alle TN noch einmal tauschen. Dann ist das Spiel beendet. Ziel ist, möglichst viele Punkte mit den eigenen 3 Karten zu sammeln.

Wer 31 Punkte auf der Hand hat, muss diese gleich offen hinlegen. Das Spiel ist dann sofort beendet.

Der TN mit den wenigsten Punkten auf der Hand verliert seine Eintrittskarte, muss also einen Chip abgeben. Das kann bei gleicher Punktzahl auch 2 oder mehr TN betreffen.

Wer zuletzt noch (die meisten) Chips übrig hat, gewinnt.

Gesprächsimpulse

- Haben Sie schwimmen gelernt? Wo und wie?
- In welchen Gewässern haben Sie schon gebadet?
- Welche Schwimmstile kennen Sie? *Brust, Rücken, Schmetterling/Delfin, Kraulen …*
- Verfolgen Sie Schwimmsport im Fernsehen?
- Fallen Ihnen Namen bekannter Schwimmsportlerinnen oder -sportler ein?
  Franziska van Almsick, Britta Steffen, Paul Biedermann, Michael Groß, Mark Spitz …
- Welche Schwimmbäder gibt es in Ihrer Nähe?
  Hallenbäder, Freibäder, Naturbäder, Badelandschaft, Baggersee …

Musik

– Cornelia Froboess: Pack die Badehose ein,
– Die 3 Peheiros: Wasser ist zum Waschen da.

Spruch

Wer zur Quelle will, muss gegen den Strom schwimmen.

Hermann Hesse (Deutschsprachiger Schriftsteller und Maler, Literaturnobelpreisträger, 1877–1962).

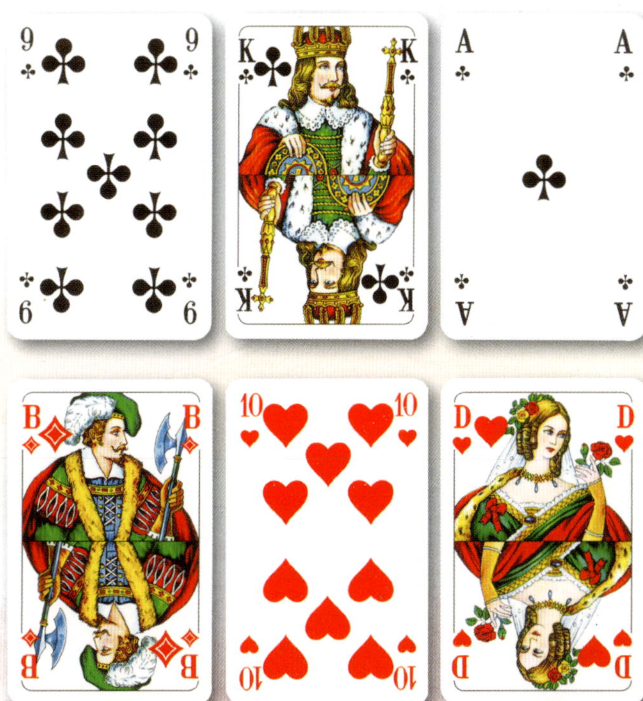

Tipp:

Vor Spielbeginn mögliche Kartenkombinationen zeigen, z.B.
– Kreuz Ass, Kreuz König, Kreuz 9 = 11 + 10 + 9 = 30 Punkte.
– Karo Ass, Karo König, Karo 10 = 11 + 10 + 10 = 31 Punkte.
– Herz Dame, Herz 10, Karo Bube = 10 + 10 = 20 Punkte (nur die 2 Herz-Karten gehören derselben Farbe an, der Bube wird deshalb nicht gezählt).

Bauernhof Stallsuche

Einstieg
Für Stadtmenschen ein eher exotisches Thema, für Landeier ein Stück Lebenserfahrung: Der Bauernhof. Doch mindestens vom Erzählen, Lesen oder aus dem Fernsehen hat wohl jeder eine Vorstellung von der Landwirtschaft. Welche Tiere gehören auf einen Bauernhof? Welche Arbeiten sind dort wann zu verrichten? Welche Maschinen und Werkzeuge kommen zum Einsatz?
Im Spiel geht es speziell um die Tiere auf einem Bauernhof. Die sollen erwürfelt und damit die Ställe bevölkert werden.

Anzahl der Teilnehmenden
Ab 2 Spieler.

Spielmaterial
- Spielvorlagen, 1 je TN: Schemazeichnung mit 3 Ställen – 1 Stall für Zweibeiner, 1 Stall für Vierbeiner, 1 Stall für Tiere mit 6 und mehr Beinen (siehe Kopiervorlage im Anhang, S. 126).
- Je TN 1 Stift.
- 1 Augenwürfel.
- Für Variation 1 zusätzlich mindestens 12 Tierbilder – 4 Zweibeiner, 4 Vierbeiner, 4 Sechsbeiner – z.B. aus einem Tiermemory.

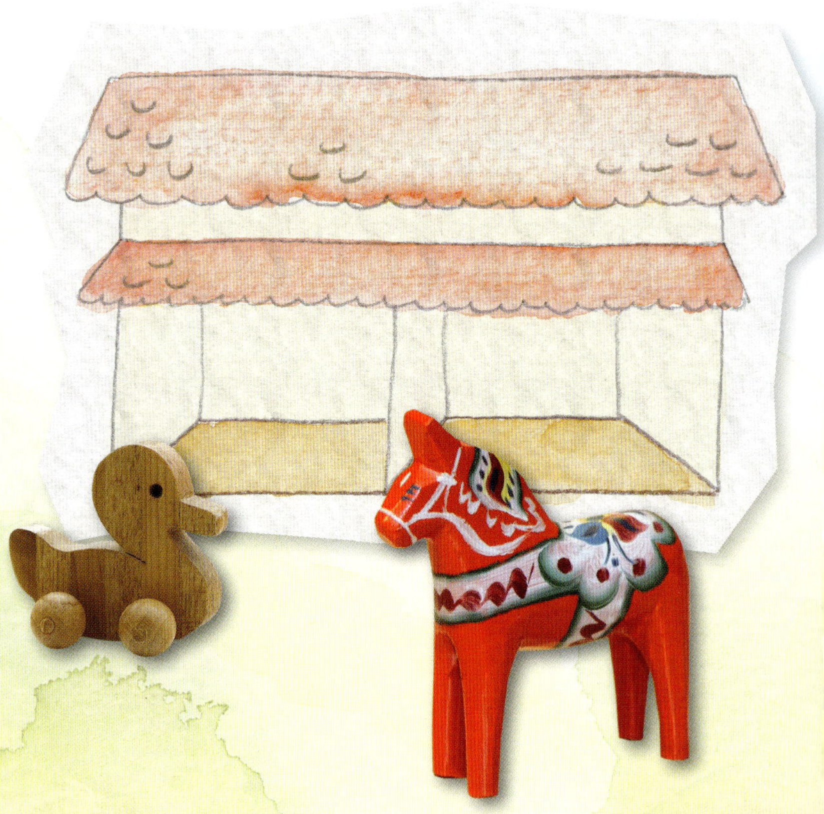

Anschauungsmaterial
- Tierfiguren – aus Holz, Stoff ...
- Fotos vom Bauernhof.

Spiel Stallsuche
Vorbereitung:
Spielvorlagen und Stifte an alle TN verteilen.
Gespräch führen über Tiere und die Anzahl ihrer Beine, möglichst mit passenden Bildern, z.B. Huhn als Zweibeiner, Hund als Vierbeiner, Biene als Sechsbeiner (alle Insekten haben sechs Beine).

Regel:
Alle TN sollen ihre Tierställe füllen mit jeweils 4 zwei-, vier- und sechsbeinigen Tieren. Reihum würfeln und jede 2, 4 oder 6 im entsprechenden Stall abstreichen. Wer zuerst alle 3 Ställe gefüllt, also die jeweiligen Zahlen viermal gewürfelt hat, gewinnt. Fällt eine ungerade Augenzahl, also 1, 3 oder 5, so nennt der TN, der gerade am Spiel ist, einen Gegenstand vom Bauernhof – ein Werkzeug, eine Maschine ...

Variation 1:
Wie oben. Aber auf dem Tisch werden Tierbilder durcheinander ausgelegt. Wer eine 2, 4 oder 6 gewürfelt hat, darf die Zahl auf dem Spielzettel erst streichen, wenn er zuvor ein passendes Tierbild, also eines mit der entsprechenden Anzahl Beine, gefunden und benannt hat.
Das Bild bleibt für die anderen TN liegen.

Variation 2:
Wie oben. Aber die Begriffe, die bei ungeraden Würfelzahlen zu nennen sind, sollen dem Alphabet folgen. D.h. fällt die erste ungerade Zahl, ist ein Wort mit dem Anfangsbuchstaben „A" zu nennen, beim zweiten ungeraden Wurf eines mit „B" usw.

Gesprächsimpulse

- Waren Sie je auf einem Bauernhof – zum Zusehen, Mitarbeiten, Einkaufen im Hofladen ...?
- Welche Tiere können Ihnen auf einem Bauernhof begegnen?
  Rinder, Schweine, Hühner, Hunde, Katzen, Gänse, Ziegen, Schafe, Pferde, Esel, Strauße, Bienen ...
- Wie sind Stallgebäude allgemein aufgebaut?
  Halle mit Stallgasse, mehreren Boxen oder Ständen, Tränken, Trögen oder Futtertischen, Lagerräumen für Streu und Futter, in alten Gebäuden häufig mit Heuboden ...
- Welche Werkzeuge oder Geräte werden auf einem Bauernhof im Zusammenhang mit Tierhaltung benötigt? *Melkmaschine, Melkschemel, Mistgabel, Forke, Pferdehalfter ...*

Musik

- Siw Malmkvist: Schwarzer Kater Stanislaus,
- Kinderlied, Rolf Zuckowski: Besuch auf dem Bauernhof,
- Lied: Old Mc Donald had a Farm (deutscher Text von Hartmut Sünderwald).

Sprüche

Sturz von Kaiserreichen und Throne rühren mich nicht sehr an;
ein verbrannter Bauernhof – das ist eine wirkliche Tragödie.
Johann Wolfgang von Goethe (Deutscher Dichter, 1749–1832).

Tiere sind meine Freunde, und ich esse meine Freunde nicht.
George Bernhard Shaw (Irisch-britischer Dramatiker, 1856–1959).

Es stimmt gar nicht, dass Kühe Milch geben. Die Bauern nehmen sie ihnen einfach weg.
Robert Lembke (Deutscher Journalist und Fernsehmoderator, 1913–1989).

Tipp:

Die Variation mit den Tierbildern kann, wenn nur wenige TN mitmachen und genügend Bilder vorhanden sind, auch so gespielt werden, dass die Tierbilder nachdem sie erwürfelt sind umgedreht werden. Gibt es keine Bilder von Vierbeinern mehr, so können die Ställe nicht alle gefüllt werden. Dann endet das Spiel, wenn alle Tierbilder verdeckt liegen. Es gewinnt, wer die meisten Tiere in seinen Ställen hat.

Flaschen Flaschendrehen

Einstieg

Mit Flaschen aus unterschiedlichen Materialien kommen wir täglich in Berührung. Sie eignen sich zum Gespräch, aber auch zu einem Spiele-Klassiker: Flaschendrehen. Von diesem Spiel gibt es viele Variationen, häufig als Pfänderspiel.
Bei unserem Spiel muss niemand ein Pfand abgeben. Es geht lediglich darum, zwanglos miteinander ins Gespräch zu kommen und Spaß zu haben.

Anzahl der Teilnehmenden

Ab 4 Spieler.

Tipp:

TN mit den unterschiedlichen Tönen der Flaschenpfeifenorgel experimentieren lassen. Schafft die Gruppe es, gemeinsam eine kurze Melodie zu spielen?

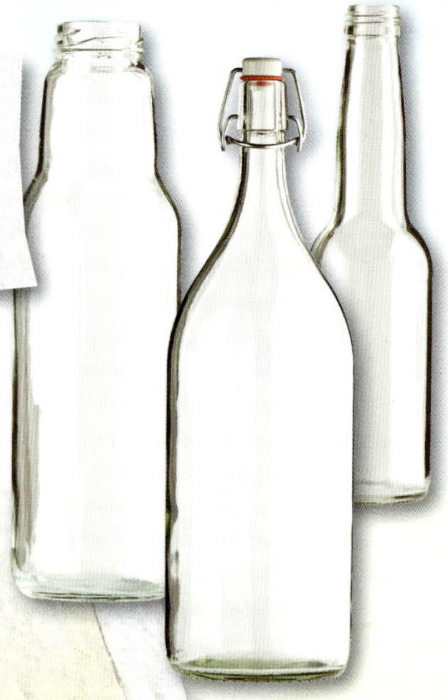

Spielmaterial

- 1 leere Flasche.

Anschauungsmaterial

- Viele verschiedene Flaschen, möglichst mit Verschlüssen.

Spiel Flaschendrehen

Vorbereitung:

Verschiedene Flaschen im Raum dekorieren, die im Spielverlauf Gesprächsimpulse geben oder auch als Material für eine Aufgabe dienen können.

Regel:

Die Gruppe sitzt im Kreis. Eine leere Flasche wird gedreht. Die Person, auf die die Öffnung des Flaschenhalses zeigt, soll eine Aufgabe erfüllen oder eine Frage beantworten. Anschließend dreht sie erneut, und die nächste TN ist an der Reihe. Fragen oder Aufgaben stellt die SL aus dem Pool (siehe Gesprächsimpulse) oder nach eigenen Ideen und ordnet dabei den einzelnen TN genau die Aufgabe zu, die sie bewältigen können. Kann oder will jemand die gestellte Aufgabe nicht (allein) bewältigen, gibt die gesamte Gruppe Unterstützung. Ohnehin sollten sich immer mehrere TN zu einer Frage oder Aufgabe äußern, damit ein Gespräch in Gang kommt.

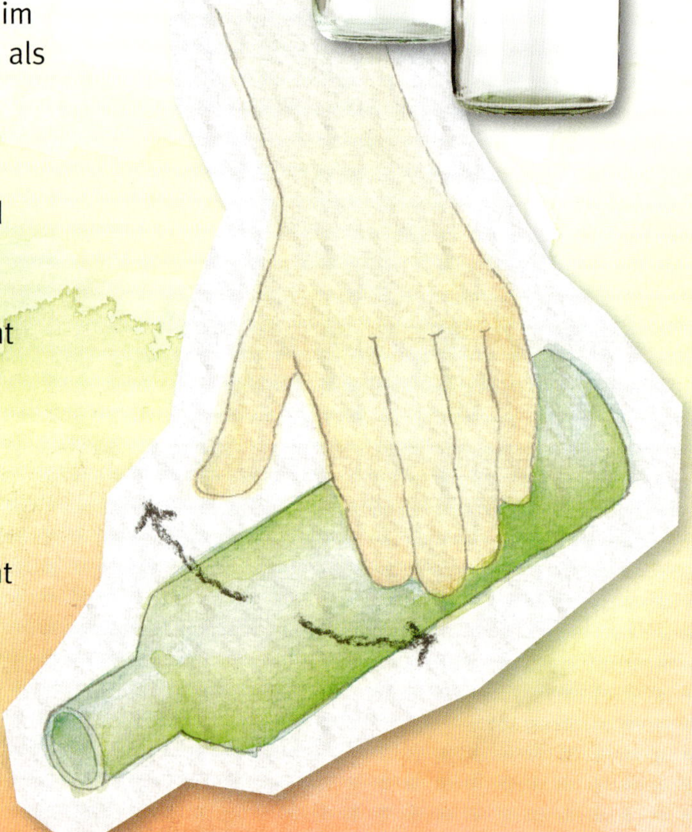

Gesprächsimpulse

- Was wird in Flaschen aufbewahrt oder transportiert? *Flüssigkeiten oder Gase.*
- Aus welchen Materialien können Flaschen bestehen?
  Glas, Kunststoff, Metall, Steingut, Gummi, Leder …
- Wo werden Flaschen heute nach Gebrauch entsorgt?
  Pfandrückgabe und/oder je nach Material gelber Sack, Glascontainer …
- Welche Symbole sind auf Pfandflaschen zu finden?
  Betrachten – unterschiedliche Symbole für Einweg- und für Mehrwegflaschen!
- Was bedeutet es, wenn ein Mensch als „Flasche“ bezeichnet wird? *Versager.*
- Wo kann man eine Flaschenpost finden? *Am Strand, in Meeres- oder Flussnähe.*
- Kennen Sie andere Ausdrücke für eine Flasche? *Pulle, Buddel …*
- Finden Sie – zunächst nur durch Ansehen – die passenden Verschlüsse zu jeder Flasche und legen sie an die richtige Stelle. Kontrollieren Sie dann, ob alle Verschlüsse passen.
  Mehrere Flaschen und Verschlüsse aus dem Dekomaterial zusammenstellen!
- Welche Gemüsepflanze trägt den Begriff „Flasche“ in ihrem Namen?
  Der Flaschenkürbis, eine der ältesten Kulturpflanzen der Welt, Gemüse des Jahres 2002.
- Nehmen Sie eine Flasche in die Hand. Betasten Sie sie und beschreiben Sie, was Sie fühlen!
- Welche unterschiedlichen Formen können Flaschen haben? *Bauchig, zylindrisch, quaderförmig …*
- Welche Maschine zum Bewegen von Lasten trägt eine Flasche in ihrem Namen? *Der Flaschenzug.*
- Wie heißt die typische Flaschenform, in der traditionell Frankenweine abgefüllt werden?
  Bocksbeutel, in Form eines flachgedrückten Ellipsoids.
- Kennen Sie einen speziellen Begriff für kleine, meist besonders geformte und oft farbige Parfümflaschen? *Flakon.*
- Beschreiben Sie mit den Händen die typische Form einer Coca-Cola-Flasche!
- Wofür wird eine so genannte „Bettflasche“ eingesetzt? *Zum Anwärmen von Betten …*
- Was wird – heute nur noch selten – in Bügelflaschen verkauft? *Bier.*
- Womit lassen sich Flaschen verschließen?
  Korken, Schraubverschluss, Kronkorken, Bienenwachs, Gummipfropfen …

Musik

Selbst Töne erzeugen mit der Flaschenpfeifenorgel. Alle TN haben eine leere Flasche. Öffnung an den unteren Rand der Unterlippe halten, hineinpusten und so einen dumpf pfeifenden Ton erzeugen. Alle TN nacheinander ihren Ton vorstellen lassen, Unterschiede hören und beschreiben.

Sprüche

Alter ist irrelevant, es sei denn, du bist eine Flasche Wein.
Joan Collins (Britische Schauspielerin und Model).

Was verlängert den Flaschenhals? Die Kehle.
Emil Baschnonga (Schweizer Schriftsteller und Aphoristiker).

Knöpfe Passgenau

Einstieg

Früher gehörte eine Knopfkiste in beinahe jeden Haushalt. Wohl kaum ein alter Mensch, zumindest keine Frau, die nicht als Kind mit Knöpfen gespielt hätte. Schließlich gab es vor Jahrzehnten Spielzeug nicht in gleicher Fülle wie heute. Doch auch die Generation der Enkel der heute Hochaltrigen verbrachte in der Kindheit viel Zeit mit Omas Knopfkiste.
Heute hat die Knopfkiste zwar als Ersatzteillager für Kleidungsstücke weitgehend ausgedient. Doch als Spielmaterial ist sie noch immer eine Fundgrube.

Anzahl der Teilnehmenden

Ab 2 Spieler.

Spielmaterial

- Knopfkiste mit vielen verschiedenen Knöpfen.
- Je TN 1 Spielzettel (selbst hergestellt, mit Konturen mehrerer Knöpfe, z.B. 8 Stück, in unterschiedlichen Größen).

Spiel Passgenau

Vorbereitung:

Zur Einstimmung greifen alle TN mit geschlossenen Augen einmal in die Knopfkiste und holen je einen Knopf heraus. Den Knopf sichtbar für alle auf den Tisch legen und reihum erzählen, wofür sich dieser Knopf verwenden lässt.
Spielzettel an alle TN verteilen.
Knopfkiste ausschütten, Knöpfe für alle gut sichtbar auslegen.

Tipp:

Sofern genügend Zeit zur Verfügung steht, vor Spielbeginn gemeinsam mit der Gruppe die Spielvorlagen erstellen. Einfach einige Knöpfe unterschiedlicher Größen aufs Papier legen und mit dunklem Filzstift die Konturen einzeichnen. Bei mehrmaligem Gebrauch laminieren!

Zum Ende der Spielerunde die Knöpfe springen lassen wie früher beim Flohspiel, an das sich bestimmt viele TN erinnern. Die geöffnete Knopfkiste in die Mitte stellen, jeweils mit einem großen Knopf auf die Kante eines kleineren drücken und diesen so springen lassen, möglichst direkt in die Knopfkiste.

Regel:

Die TN sollen – nur durch Schauen, nicht durch Ausprobieren – Knöpfe finden, die passgenau ihre Spielvorlage ausfüllen. Wer zuerst alle Konturen auf dem Spielzettel mit Knöpfen belegt hat, gewinnt. Reihum einen Knopf wählen und ausprobieren, ob er in die gezeichnete Vorlage passt. Ist das der Fall, bleibt er auf dem Spielzettel liegen, und die nächste TN ist an der Reihe. War das Augenmaß nicht ganz korrekt, passt der Knopf also nicht in die Vorlage, wandert er zurück in den Knopfpool in der Tischmitte.
Jeder Knopf darf nur an einer Vorlage auf dem Spielzettel ausprobiert werden!
Die Spielrunde endet, sobald der erste TN den Spielzettel ausgefüllt hat.

Gesprächsimpulse

- Wofür werden Knöpfe gebraucht? *Verschluss, Dekoration ...*
- Aus welchen Materialien können Knöpfe hergestellt werden? *Holz, Metall, Horn, Stoff, Perlmutt, Plastik ...*
- Welche Knopfarten kennen Sie? *Druckknöpfe, Knebelknöpfe ...*
- Welche Knöpfe aus der Kiste eignen sich für welche Kleidungsstücke?
- Was geschieht mit Knöpfen von unbrauchbar gewordenen Kleidungsstücken – früher und heute? *Früher wurden sie abgeschnitten und gesammelt, heute meist mit entsorgt.*
- Welche Utensilien brauchen Sie, um einen Knopf anzunähen? *Nadel, Faden, Fingerhut, Schere ...*
- Welche Knöpfe können Sie besonders gut handhaben, womöglich einhändig öffnen und schließen?
- Erinnern Sie sich an besonders seltene oder hübsche Knöpfe?

Musik

Bata Illic: Ich möcht' der Knopf an deiner Bluse sein.

Sprüche

Humor ist der Knopf, der verhindert, dass uns der Kragen platzt.
Joachim Ringelnatz (Deutscher Schriftsteller, Kabarettist und Maler, 1883–1934).

Wer das erste Knopfloch verfehlt, kommt mit dem Zuknöpfen nicht zu Rande.
Johann Wolfgang von Goethe (Deutscher Dichter, 1749–1832).

Mancher Mann knöpft seiner Frau am Morgen das Kleid falsch zu,
und abends stimmen die Knöpfe trotzdem.
Mario Adorf (Deutscher Schauspieler mit italienischen Wurzeln).

Die Männer haben keine Geduld. Deswegen haben sie ja den Reißverschluss erfunden.
Senta Berger (Österreichisch-deutsche Schauspielerin).

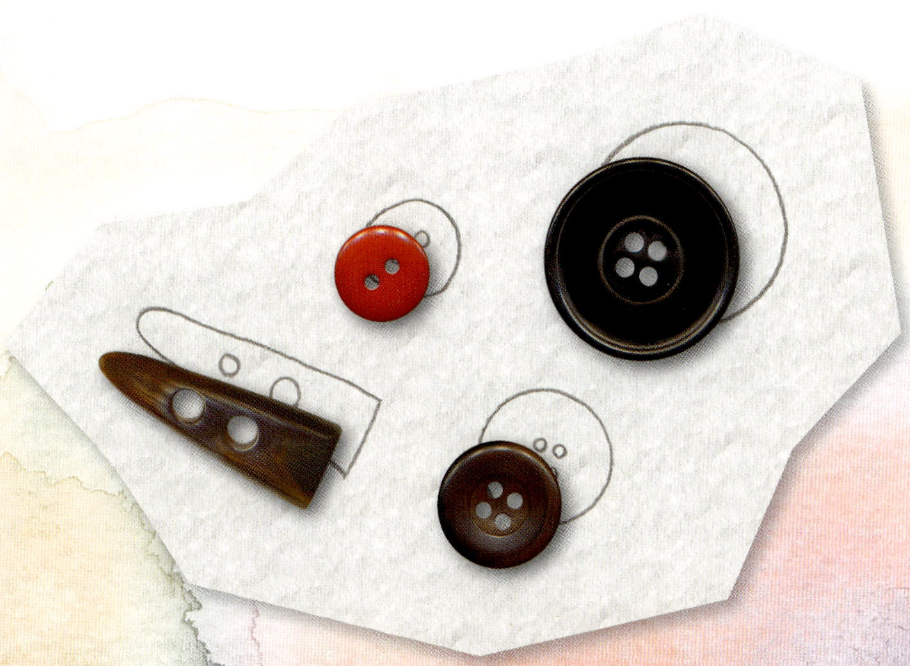

Rhein Flusskreuzfahrt

Einstieg

Wohl kaum ein Fluss ist so oft besungen worden wie der Rhein. Er ist der wasserreichste Nordseezufluss und eine der verkehrsreichsten Wasserstraßen der Welt. Mit seiner Gesamtlänge von 1.233 Kilometern zieht er sich von Süden nach Norden durch ganz Deutschland. Als Rheinquelle gilt der Schweizer Tomasee in den Alpen im Kanton Graubünden. Im Rhein-Maas-Delta bei Rotterdam in den Niederlanden mündet der Rhein in die Nordsee.
Bei der spielerischen Flusskreuzfahrt geht es vor allem um die deutschen Abschnitte des Rheins und um seine Zuflüsse.

Anzahl der Teilnehmenden

Ab 2 Spieler.

Spielmaterial

- 1 Spielplan – selbst erstellte Schemakarte des Rheins (siehe Karte im Anhang, S. 127).
- Eventuell bei mehr als 4 TN für jeden 1 Kopie des Spielplans mit der Schemakarte.
- 1 verschiebbare Unterlage für den Spielplan (Karton o.Ä.)
- 1 Spielfigur.
- 2 Augenwürfel, eventuell im Würfelbecher.

Anschauungsmaterial

- Atlas, Globus oder Europakarte.

Spiel Flusskreuzfahrt

Vorbereitung:

Schemakarte/Spielplan genau betrachten und erläutern. TN einstimmen auf die gedankliche Flusskreuzfahrt. Entscheiden, ob flussab- oder flussaufwärts gereist, die Reise also bei 12 oder bei 2 begonnen wird.

Regel:

TN reisen gemeinsam den Rhein ab- oder aufwärts, d.h. sie bewegen die Spielfigur würfelnd von einer Station zur anderen.
Alle Stationen sind an Rheinzuflüssen.
Die 11 Stationen sind von 2–12 nummeriert, damit immer mit 2 Würfeln gewürfelt werden kann.
Start ist entweder in den Niederlanden oder am Bodensee. Die erste zu erwürfelnde Station ist also entweder die 12 (Lippe) oder die 2 (Kinzig).
Die TN würfeln reihum. Geht die Reise flussabwärts, so wird die Spielfigur vom ersten TN, der eine 2 würfelt, auf die Station Kinzig gestellt. Danach die Würfel weitergeben.
Die nächste TN muss eine 3 würfeln. Gelingt dies nicht, Würfel weitergeben, so lange, bis jemand die Figur auf die 3 an der Ill (ILL) setzen kann usw.
Die Reise – und damit das Spiel – endet, sobald die Lippe an Station 12 erreicht ist.
Unterwegs an den Stationen immer wieder kurze Gespräche über den Rhein bzw. den jeweiligen Zufluss führen (siehe Gesprächsimpulse).

Das Spielebuch, Bettina M. Jasper © Vincentz Network GmbH & Co. KG, Hannover 2013, ISBN 978-3-86630-236-5

Gesprächsimpulse

2. Kinzig: Quelle in Loßburg; Länge 93,3 km; durchfließt den mittleren Schwarzwald und die oberrheinische Tiefebene.
3. Ill (ILL): Quelle im elsässischen Jura; Länge 216,8 km; verläuft vollständig in der französischen Region Elsass.
4. Neckar: Quellgebiet im Schwenninger Moos; Länge 362,3 km; durchfließt Baden-Württemberg.
5. Main: Quelle im Fichtelgebirge (Weißer Main) und in der Fränkischen Alb (Roter Main); Länge 527 km; fließt mit vielen Richtungswechseln ost-westlich.
6. Nahe: Quelle bei Nohfelden-Selbach im Landkreis St. Wendel; Länge 125,1 km; durchfließt das Saarland und Rheinland-Pfalz.
7. Lahn: Quelle im Rothaargebirge beim Lahnkopf; Länge 245,6 km; fließt durch Nordrhein-Westfalen, Hessen und Rheinland-Pfalz.
8. Mosel: Quelle in den südlichen Vogesen; mündet am „Deutschen Eck" in Koblenz in den Rhein; Länge 544 km; fließt durch Frankreich, Luxemburg und in Deutschland durch das Saarland und Rheinland-Pfalz.
9. Ahr: Quelle im Ahrgebirge bei Blankenheim; Länge 85,1 km; fließt durch Nordrhein-Westfalen und Rheinland-Pfalz.
10. Wupper: Quelle im Bergischen Land bei Börlinghausen; Länge 116,5 km; fließt durch Nordrhein-Westfalen.
11. Ruhr: Quelle bei Winterberg; Länge 219,3 km; fließt durch Nordrhein-Westfalen.
12. Lippe: Quelle in Bad Lippspringe; Länge 220,1 km; fließt durch Nordrhein-Westfalen.

Musik

– Willy Schneider: Wenn das Wasser im Rhein ...,
– Volkslied: Warum ist es am Rhein so schön,
– Volkslied: Bald gras ich am Neckar.

Spruch

Am Rhein, am Rhein, da wachsen unsre Reben; gesegnet sei der Rhein!
Matthias Claudius (Deutscher Dichter und Journalist, 1740–1815).

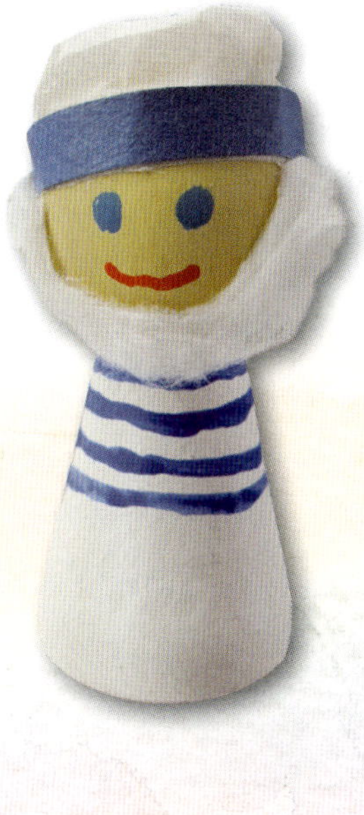

Tipp:

Bei Bedarf auf die Weinbaugebiete oder bekannte Städte an den einzelnen Flüssen eingehen.

Die Großstädte – auf dem Spielplan durch Punkte gekennzeichnet – von Süden nach Norden ansprechen: Freiburg, Karlsruhe, Mannheim, Frankfurt, Mainz, Koblenz, Köln, Duisburg, Arnheim (NL).

Je nach Tageszeit den TN ein Probierglas Rheinwein anbieten!

Nach Erfahrungen mit Flusskreuzfahrten oder auf Radwanderwegen an Flüssen entlang fragen.

Augen Auge um Auge

Einstieg

Sehen ist das Tor zur Welt. Rund 80 Prozent der Informationen über die Umwelt erhält der Mensch über die Augen. So ist der Sehsinn unser wichtigstes Sinnessystem. Grund genug, den Augen einmal Aufmerksamkeit zu widmen, zumal sie sich mit zunehmendem Alter verändern.
Die meisten alten Menschen können in der Nähe nicht mehr gut sehen, und insgesamt nimmt die Sehkraft ab. Augenerkrankungen führen dazu, dass die Sehfähigkeit auf unterschiedliche Art eingeschränkt oder verändert ist. Vermehrter Lichtbedarf, hohe Blendempfindlichkeit, verzögerte Dunkelanpassung, eingeengtes Gesichtsfeld, schlechtere Farbwahrnehmung, verminderte Sehschärfe und längere Dauer für scharfe Wahrnehmung eines Objekts sind die wesentlichen Veränderungen, die nach und nach eintreten. Umso wichtiger ist es, gut angepasste Brillen zu tragen und bei Bedarf weitere Hilfsmittel zu nutzen wie Lupen usw.
Im Spiel geht es um andere Augen, nämlich die auf dem Würfel. Und die werden in der Regel über den Sehsinn wahrgenommen.

Anzahl der Teilnehmenden

Ab 2 Spieler.

Spielmaterial

- 1 Augenwürfel.
- Spielchips (oder Münzen, Legehölzchen, Steinchen ...), je TN 5 Stück.
- Behälter für abgegebene Spielchips.

Anschauungsmaterial

- Brillen.
- Hilfsmittel wie Lupen etc.
- Pflegemittel für Augen, Brillen usw.

Spiel Auge um Auge

Vorbereitung:
Spielchips verteilen, 5 je TN.

Regel:
Die TN würfeln reihum. Dabei soll nach Möglichkeit mit jedem Wurf 1 Auge mehr gewürfelt werden, also Auge um Auge.
Der erste TN beginnt und würfelt z.B. eine 3. Dann ist der Sollwert für den nächsten TN die 4. Gelingt ihm dieser Wurf, so gibt er den Würfel einfach an die nächste TN weiter, die dann eine 5 würfeln muss.
Wer es nicht schafft, die vorgegebene, also immer die nächsthöhere Augenzahl zu würfeln, muss einen Chip abgeben, in einen Behälter in der Tischmitte werfen.
Auf eine gewürfelte 6 muss wieder eine 1 folgen, und die Reihe geht von Neuem los.
Wer keine Chips mehr hat, scheidet aus.
Sieger ist, wer als Letzter noch einen oder mehrere Chips hat.

Gesprächsimpulse

- Sehen Sie allen TN in dieser Runde nacheinander einen Moment lang in die Augen!
- Welche Farben haben die Augen Ihrer Sitznachbarn?
- Tragen Sie eine Brille? Seit wann? Ständig oder nur in bestimmten Situationen?
- Wie pflegen Sie Ihre Brille?
- Setzen Sie zum Lesen manchmal eine Lupe ein?
- Wann waren Sie zuletzt beim Augenarzt, wann beim Optiker?
- Halten Sie ein Auge mit der Hand zu und sehen Sie sich im Raum um (nacheinander rechts und links). Was ist anders als beim Sehen mit beiden Augen?
- Schminken Sie Ihre Augen?
- Wie können Augen manchmal sein? *Trocken, klar, verschwollen, umschattet, verweint, überreizt …*
- Welche Möglichkeiten gibt es, wenn die Augen trotz Brille nicht mehr so gut funktionieren und Sie nicht mehr gut lesen können? *Elektronische Lesegeräte, Großdruckbücher, Hörbücher …*

Musik

– Bata Illic: Dich erkenn ich mit verbundenen Augen,
– Volkslied: Wenn alle Brünnlein fließen (... Ja winken mit den Äugelein ...).

Sprüche

Auge um Auge – und die ganze Welt wird blind sein.
Mahatma Gandhi (Indischer Rechtsanwalt, Publizist, Asket und Pazifist, 1869–1948).

Wenn ihr eure Augen nicht gebraucht, um zu sehen, werdet ihr sie brauchen, um zu weinen.
Jean-Paul Sartre (Französischer Romancier und Dramatiker, 1905–1980).

Das Auge macht das Bild, nicht die Kamera.
Gisèle Freund (Deutsch-französische Fotografin, 1908–2000).

Man sieht oft etwas hundert Mal, tausend Mal, ehe man es zum allerersten Mal wirklich sieht.
Christian Morgenstern (Deutscher Dichter, 1871–1914).

Es gibt Augenblicke, in denen man nicht nur sehen, sondern ein Auge zudrücken muss.
Benjamin Franklin (Nordamerikanischer Schriftsteller, Erfinder, Naturwissenschaftler und Staatsmann, 1706–1790).

Tipp:

Anschauungsmaterial am besten von den TN mitbringen und in der Runde vorstellen lassen.

Das Ausscheiden von TN vor Spielende ist bei diesem Spiel meistens kein Problem, da die Spielrunden schnell zu Ende gehen und dann die Möglichkeit zur Revanche besteht. Wichtig ist jedoch, deutlich zu machen, dass hier ausschließlich Glück über das Gewinnen oder Verlieren entscheidet und Wissen oder Können keinen Einfluss haben.

Zum Thema „Augen“ eignet sich auch das altbekannte Spiel „Ich sehe was, was du nicht siehst“.

Städtebau Unsere Stadt – Unser Viertel – Unser Dorf

Einstieg
Die Wohnumgebung verändert sich. Wer nach langer Zeit an einen früheren Wohnort zurückkommt, hat das sicherlich schon erlebt. Da sind vertraute Häuser verschwunden, andere neu gebaut. Eine Grünanlage ist entstanden, und das Lebensmittelgeschäft ist einem Computerladen gewichen. Die Ampelanlage gibt es nicht mehr, dafür einen Kreisverkehr. Die Straßenführung hat sich geändert ... Wer nicht mehr regelmäßig ins Freie geht, kennt sich manchmal im eigenen Viertel nicht mehr richtig aus.
Im Spiel geht es darum, sich die eigene Wohnumgebung bildlich vorzustellen, Gebäude und Anlagen räumlich einzuordnen und womöglich Ideen zu entwickeln, wie sich die Anordnung oder Gestaltung verbessern oder verschönern ließe. Hier ist Fantasie ebenso gefragt wie räumliches Denken.

Anzahl der Teilnehmenden
Ab 2 Spieler.

Spielmaterial
- Baumaterial in ausreichender Menge. Das können Holzbausteine sein, Korken, Streichholzschachteln, Papprollen ... oder ein Gemisch aus unterschiedlichen Materialien.
- 1 leerer Plakatkarton o.Ä. als Spielplan.
- Dicke Filzstifte zum Einzeichnen von Straßen usw.

Anschauungsmaterial
- Fotos aus der Umgebung – selbst digital erstellt und ausgedruckt oder ausgeschnitten aus Zeitungen, Prospekten usw.
- Eventuell ein Stadt- oder Ortsplan.

Spiel Unsere Stadt – Unser Viertel – Unser Dorf
Vorbereitung:
Vorhandenes Baumaterial betrachten, Einsatzmöglichkeiten überlegen – Klotz = Haus, flacher Stein = Teich usw. Festlegen, was genau nachgebaut werden soll – die nächste Umgebung, also das Viertel, die Einrichtung Pflegeheim X mit Außenanlagen oder der Stadt- oder Dorfkern. Vorgehen besprechen.
Eckdaten wie Standort oder einen bekannten Punkt wie Kirche oder Marktplatz mit Hilfe der SL in den Spielplan einzeichnen oder durch ein Bauelement markieren.

Tipp:
Unbedingt auf das Thema „Bauklötze" eingehen! Es ist ohnehin in den Köpfen der TN. Deshalb gleich zu Beginn klären: Es geht ums Bauen. Kinder tun das mit Bauklötzen. Doch als Erwachsene können wir der Fantasie freien Lauf lassen und mit Bausteinen aus Holz oder anderen Materialien spielerisch planen.

Alternativ zum Ist-Zustand der Wohnumgebung eine Traumstadt der TN bauen, der Fantasie völlig freien Lauf lassen.

Regel:

Die Stadt oder das Viertel wird in Gemeinschaftsproduktion Stück für Stück gebaut.

Die TN können unterschiedliche Aufgaben übernehmen: Geeignetes Baumaterial für bestimmte Gebäude auswählen, diese platzieren, den Plan beschriften usw.

Die SL muss meist lenkend eingreifen, Vorschläge zum Vorgehen machen und Impulse geben – Wohin soll die Kirche? Wer weiß, wie der Brunnen heißt? usw.

Am Ende entsteht ein Modell der Umgebung, das vermutlich Außenstehende, die nicht beim Entstehungsprozess dabei waren, nicht wirklich erkennen und einordnen können. Doch für die TN ist völlig klar, dass die aufrecht stehende Papprolle der Kirchturm ist und die Streichholzschachtel die Bank, auf der Frau X beim Spaziergang immer gern verweilt.

Gesprächsimpulse

- Was sind für Sie wichtige Punkte in der Umgebung? *Rathaus, Kirche, Marktplatz, Theater ...*
- Welche Geschäfte gehören in unsere Stadt? *Lebensmittelgeschäft, Bäckerei, Apotheke ...*
- Wo gibt es Grünanlagen?
- Welche Wege sind Ihnen besonders vertraut?
- Was wünschen Sie sich, um sich möglichst leicht im Ort fortbewegen zu können? *Sitzbänke, stufenlose Zugänge, Winterdienst, Fußgängerüberwege ...*
- Was würden Sie anders machen, wenn Sie Stadt- oder Ortsplaner wären?

Musik

- Volkslied: Muss i denn zum Städtele hinaus,
- Reinhard Mey: Mein Dorf am Ende der Welt,
- Herbert Grönemeyer: Bochum.

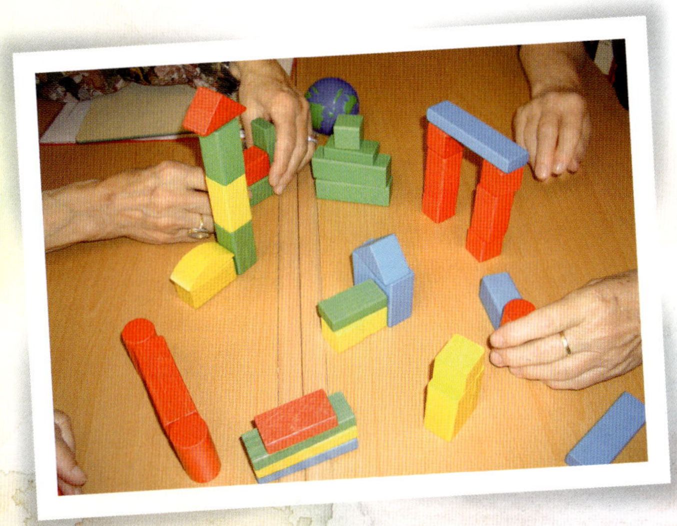

Sprüche

Die Schwärmerei für die Natur kommt von der Unbewohnbarkeit der Städte.
Bertolt Brecht (Deutscher Dramatiker und Lyriker, 1898–1956).

Aus einer Mehrzahl von Häusern entsteht die erste nicht mehr bloß dem Tagesbedürfnis dienende Gemeinschaft, das Dorf.
Aristoteles (Griechischer Philosoph, 384–322 v. Chr.).

Münzen Geldbeutel ertasten

Einstieg
Die heute hochaltrigen Menschen haben im Lauf ihres Lebens viele verschiedene Währungen erlebt. Der Umgang mit dem Euro ist ihnen oft nicht so vertraut wie jungen Menschen, die damit aufgewachsen sind. Insbesondere diejenigen, die nicht mehr selbst einkaufen gehen, verlieren leicht den Bezug zum Geld. Mit Münzen gehen jedoch viele alte Menschen noch um, wenn sie z.B. am Kiosk Kleinigkeiten für den persönlichen Bedarf kaufen. Sie zu erkennen fällt meist schwer, wenn die Sehfähigkeit eingeschränkt ist. Umso wichtiger ist es, die Unterschiede der Geldstücke durch Tasten herauszufinden.
Das Spiel trainiert den Umgang mit den aktuellen Münzen. In der gesamten Eurozone haben die Münzen eine gemeinsame Vorderseite. Die Gestaltung der Münz-Rückseiten ist in jeder Nation unterschiedlich. Die deutschen Münzen tragen auf den kupferfarbenen Münzen Eichenlaub, auf den goldfarbenen das Brandenburger Tor und auf den Ein- und Zwei-Euro-Stücken den Bundesadler (siehe http://www.muenzenpara.de/muenzenmotive/).

Anzahl der Teilnehmenden
Ab 2 Spieler.

Spielmaterial
- Euromünzen mit allen Werten, Anzahl abhängig von der Anzahl der TN.
- Mehrere Lupen.
- Je TN 1 dünner Stoffbeutel. Unterschiedlich farbige Beutel oder Beutel kennzeichnen, z.B. mit Bändern in unterschiedlichen Farben.
- Bei großer Anzahl von TN: Zettel und Stifte zum Notieren der Beutelinhalte, eventuell nur 1 großer Zettel oder Flipchart, auf dem die SL die Schätzungen der Einzelnen notiert.

Anschauungsmaterial
- Plakat oder Broschüren über den Euro, kostenfrei erhältlich bei Banken und Sparkassen.

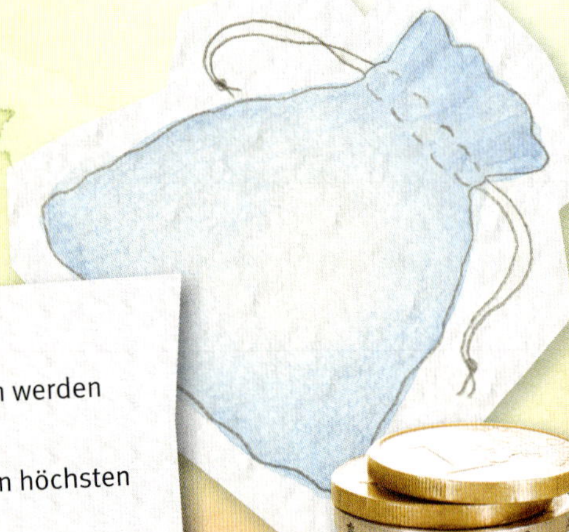

Tipp:

Falls die Münzwerte von den TN nicht ertastet bzw. richtig erraten werden können, Anzahl der Münzen je Beutel ertasten lassen.

Alternativ: Anstatt Geldbeutel zu ertasten ermitteln, wer baut den höchsten Münzturm?

Am Ende den Wert aller Münzen gemeinsam addieren. Das ist gleichzeitig für die SL die Kontrolle, ob alle Münzen wieder zurückgegeben wurden.

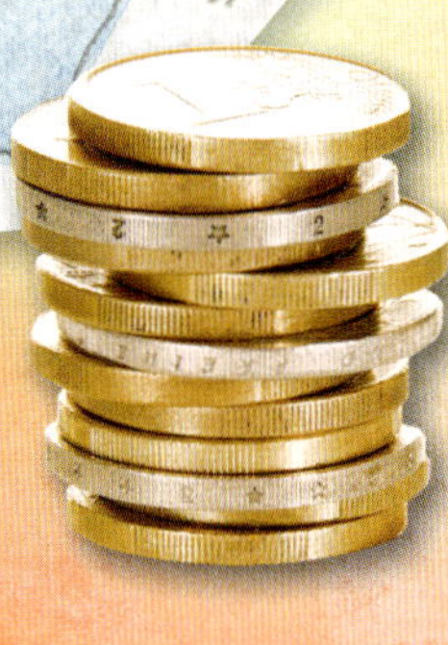

Spiel Geldbeutel ertasten

Vorbereitung:

Die 8 unterschiedlichen Münzwerte betrachten und besprechen: 1 Cent, 2 Cent, 5 Cent, 10 Cent, 20 Cent, 50 Cent, 1 Euro und 2 Euro.
Jede Münze einzeln genau betrachten, auch mit Lupen. Jede Münze einzeln ertasten. Unterschiede zwischen den einzelnen Münzen besprechen.
Gewicht einer 2-Euro-Münze schätzen, mit anderen Gegenständen vergleichen, abwägen, diskutieren. Am Ende mit einer Briefwaage für alle sichtbar nachwiegen.

Regel:

Jeder TN füllt einen Geldbeutel mit einer überschaubaren Anzahl von beliebigen Münzen (2 bis 5 Stück).
Anschließend Beutel einsammeln und gefüllte und verschlossene Geldbeutel neu verteilen. Alle TN versuchen, den Inhalt eines Beutels zu ertasten und zu schätzen, welche Münzen darin enthalten sein könnten. Ergebnis merken oder notieren.
Beutel weitergeben. Einen oder mehrere weitere Beutel in gleicher Weise ertasten. Am Ende (nicht alle TN müssen jeden Beutel ertasten, wenn viele Personen mitspielen!) Beutel einzeln öffnen und mit den Schätzungen der TN vergleichen.

Variation:

Wie oben. Aber die Beutel sind nicht verschlossen, so dass die TN die Münzen direkt mit den Fingern ertasten können. Das ist einfacher, aber die SL muss immer wieder erinnern, dass die Münzen nicht herausgeholt werden dürfen!

Gesprächsimpulse

- Mit welchen unterschiedlichen Währungen mussten Sie im Lauf Ihres Lebens in Deutschland umgehen lernen? *Mark, Rentenmark, Reichsmark, Alliierte Militärmark, Deutsche Mark, Mark der DDR, Euro.*
- Bei welchen Gelegenheiten gehen Sie mit Münzen um? *Einkauf am Kiosk oder Automaten, Münztelefon, Klingelbeutel in der Kirche ...*
- Haben Sie D-Mark aufbewahrt?
- Rechnen Sie noch um in D-Mark oder betrachten Sie Preisangaben ausschließlich in Euro?
- Haben Sie jemals Münzen anderer Währungen benutzt oder aufbewahrt? Welche?

Musik

– Volkslied: Taler, Taler, du musst wandern,
– Die Prinzen: Ich wär so gerne Millionär.

Spruch

Wer der Meinung ist, dass er für Geld alles haben kann, gerät leicht in den Verdacht, dass er für Geld alles zu tun bereit ist.
Benjamin Franklin (Nordamerikanischer Schriftsteller, Erfinder, Naturwissenschaftler und Staatsmann, 1706–1790).

Kontinente Länder würfeln

Einstieg

Mit dem Begriff „Kontinent" wird zusammenhängendes Land, ein geschlossenes Stück Festland, bezeichnet. Die Zähl- und Sichtweise, was genau als Kontinent auf dem Globus gerechnet wird, variiert. Abweichend von der den Olympischen Ringen entsprechenden Zählweise, ist heute weitgehend die Einteilung in sieben Kontinente verbreitet: Europa, Asien, Afrika, Australien/Ozeanien, Nordamerika, Südamerika und Antarktis.
Im Spiel geht es darum, den Erdteilen (ohne Antarktis) ihre Staaten zuzuordnen. Es ist nicht nötig, deren genaue geografische Lage zu kennen. Die kann jedoch gemeinsam am Globus oder auf dem Atlas angesehen werden. Auch wenn die Mehrheit der TN sicherlich die Kontinente nicht bereist hat, so haben doch alle schon in der Zeitung davon gelesen oder im Fernsehen einen Eindruck von einzelnen Staaten gewonnen. Schließlich wird die Welt dank der Globalisierung immer kleiner.

Anzahl der Teilnehmenden

Ab 2 Spieler, am besten eingeteilt in 2 oder mehr Mannschaften.

Spielmaterial

- 1 Farbenwürfel mit den Farbflächen Blau, Gelb, Schwarz, Grün, Rot und Weiß.
- Farbige Schilder, aus denen die Zuordnung der Kontinente zu den einzelnen Farben hervorgeht.
- Spielchips (alternativ Münzen, Streich- oder Legehölzchen, Steinchen ...), ca. 50 Stück, bei der Variation und mehreren Mannschaften bis zu 100 Stück.
- Tafel oder Flipchart, auf dem die SL für alle TN sichtbar – nach Kontinenten sortiert – die genannten Staaten notiert.

Anschauungsmaterial

- Globus oder politische Weltkarte.

Spiel **Länder würfeln**

Vorbereitung:

Kontinente auf dem Globus betrachten, Ausdehnungen und Formen beschreiben.
Besprechen – was wissen die TN über die einzelnen Kontinente?
Zuordnung der Kontinente zu den Farben klären.
Blau = Europa.
Gelb = Asien.
Schwarz = Afrika.
Grün = Australien / Ozeanien.
Rot = Nordamerika.
Weiß = Südamerika.

Tipp:

Anstelle farbiger Schilder die Erdteile in ihren Farben aus Moosgummi oder Pappe ausschneiden und auf ein blaues Tuch (Wasser) legen. Dann werden die Formen deutlicher, können betrachtet und betastet werden.

Genannte Staaten immer auf der Karte suchen lassen oder selbst zeigen.

Wenn den TN keine zum Kontinent passenden Staaten einfallen, auf der Karte suchen lassen, Anfangsbuchstaben als Hilfe nennen oder Anlaute zur Unterstützung geben – „Ita..." für „Italien" usw., damit die TN selbst Lösungen finden können.

Regel:

Die Mannschaften würfeln abwechselnd, innerhalb jeder Mannschaft reihum, mit dem Farbenwürfel.
Feststellen, welchen Kontinent die gewürfelte Farbe symbolisiert.
Einen Staat nennen, der zu diesem Kontinent gehört.
Jeder Staat darf nur einmal genannt werden.
Die SL notiert für alle sichtbar, welche Staaten bereits genannt sind. Für einen richtig genannten Staat, erhält die Mannschaft einen Chip.
Danach ist wieder die andere Mannschaft am Spiel. Das Spiel endet, sobald keine Chips mehr vorhanden sind oder die TN keine weiteren Staaten mehr nennen können.

Variation:

Wie oben. Aber jede Mannschaft darf, wenn sie am Spiel ist, bis zu drei Staaten nennen und erhält dann entsprechend bis zu drei Spielchips.

Gesprächsimpulse

- Europa: 26 Mitgliedsstaaten der Europäischen Union – Belgien, Bulgarien, Dänemark, Deutschland, Estland, Finnland, Frankreich, Griechenland, Irland, Italien, Lettland, Litauen, Luxemburg, Malta, Niederlande, Österreich, Polen, Portugal, Rumänien, Schweden, Slowakei, Slowenien, Spanien, Tschechien, Ungarn, Vereinigtes Königreich; weitere 20 Staaten auf europäischem Territorium – Albanien, Andorra, Bosnien und Herzegowina, Island, Kasachstan, Kroatien, Liechtenstein, Mazedonien, Moldawien, Monaco, Montenegro, Norwegen, Russland, San Marino, Schweiz, Serbien, Türkei, Ukraine, Vatikanstadt, Weißrussland.[13]
- Asien: Größter Kontinent, umfasst ca. ein Drittel der Landmasse der Erde, hier leben etwa 60 Prozent der Weltbevölkerung, rund vier Milliarden Menschen, zurzeit 46 Staaten.[13]
- Afrika: Zweitgrößter Erdteil nach Ausdehnung und nach Bevölkerung, von etwas mehr als einer Milliarde Menschen bewohnt, zurzeit 54 Staaten.[13]
- Australien/Ozeanien: Kleinster Kontinent, 14 souveräne Staaten.[13]
- Nordamerika: Nördlicher Teil des amerikanischen Doppelkontinents, drittgrößter Kontinent mit den drei großen und bevölkerungsreichen Staaten USA mit Alaska und Hawaii, Kanada und Mexiko sowie zahlreichen zentralamerikanischen und Inselstaaten.[13]
- Südamerika: Südlicher Teil des amerikanischen Doppelkontinents, viertgrößter Kontinent, knapp 400 Millionen Menschen leben hier, zurzeit 13 unabhängige Staaten.[13]

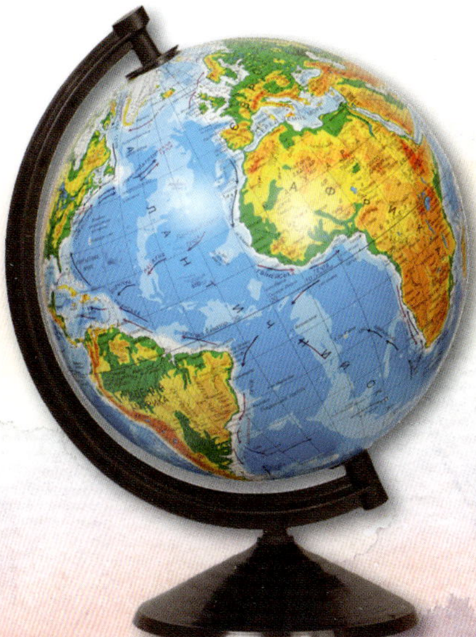

Musik

- Reinhard Mey: Vertreterbesuch (... Lehmanns Globus gehört in jedes Haus ...),
- Drafi Deutscher: Welche Farbe hat die Welt,
- Fahrtenlied: Der Globus quietscht und eiert.

Spruch

Man entdeckt keine neuen Erdteile, ohne den Mut zu haben, alte Küsten aus den Augen zu verlieren.
André Gide (Französischer Schriftsteller, Literaturnobelpreisträger, 1869–1951).

[13] Siehe politische Weltkarte.

Straßen Lange Straße

Einstieg

Straßen und Wege dienen in erster Linie der Fortbewegung, dem Transport oder dem Ortswechsel von A nach B. Alte, pflegebedürftige Menschen kommen meist nicht mehr oft ins Freie, trauen sich allein nicht auf die Straße. Dennoch kennt jeder unterschiedliche Straßen und erinnert sich manchmal gern an Straßen der früheren Heimat oder Prachtstraßen, über die er womöglich früher einmal flaniert ist. Im Spiel ist das Erinnern und Schwärmen erlaubt. Und ganz nebenbei wird vielleicht die heutige Adressenangabe mit Straße und Hausnummer ins Bewusstsein gerufen. Schließlich muss die ab und zu mal irgendwo angegeben werden. Sie dann nicht mehr zu wissen, kratzt am Kompetenzgefühl. Also: Hinaus auf die Straße – zunächst nur im Spiel und später vielleicht ganz real bei einem Spaziergang.

Anzahl der Teilnehmenden

Ab 2 Spieler in 2 oder mehr Mannschaften.

Spielmaterial

- Streichhölzer (ohne Zündkopf) oder spezielle Legehölzchen (günstig im Fachhandel für Bastelbedarf zu kaufen), einige Schachteln, genaue Anzahl abhängig von Anzahl der TN und Tischgröße.
- Eventuell lange, verschiebbare Unterlage aus Karton oder Holz.
- 1 Augenwürfel.

Anschauungsmaterial

- Verschiedene Bilder, z.B. Straßenschild, Landstraße, Einkaufsstraße, Straßenkünstler …

Spiel Lange Straße

Vorbereitung:

Gruppe in 2 oder mehr Mannschaften einteilen.
Vereinbaren, wann das Spiel endet: sobald die erste Mannschaft mit ihrer Straße am Tischende bzw. am Ende der Unterlage angekommen ist. Zielpunkt markieren!
Hölzchen-Pool für alle TN erreichbar aufstellen, eventuell an 2 oder mehr Stellen auf dem Tisch.

Tipp:

Nutzen Sie die Spielerunde für einen Blick aus dem Fenster. Was ist auf der Straße zu sehen? Was aus den Zimmern der TN?

Gehen Sie bei nächster Gelegenheit gemeinsam auf die Straße. Betrachten Sie, wie die Straßen in der Umgebung gestaltet sind. Wie sehen die Straßenschilder aus, wie die Fußwege …?

Das Spielebuch, Bettina M. Jasper © Vincentz Network GmbH & Co. KG, Hannover 2013, ISBN 978-3-86630-236-5

Regel:
Es geht darum, eine Straße aus Hölzchen zu legen, die vom Start zum Zielpunkt am Ende des Tisches oder der Unterlage führt. Die Mannschaft, die zuerst am Ziel ankommt, gewinnt.
Die Mannschaften würfeln abwechselnd mit dem Augenwürfel. Innerhalb der Mannschaften abwechselnd würfeln und Hölzchen legen.
Die Augenzahl des Würfels bestimmt, wie viele Hölzchen gelegt werden dürfen.
Bei geraden Zahlen, also 2, 4 und 6, dürfen die Hölzchen gerade in Richtung auf das Ziel gelegt werden.
Bei ungeraden Zahlen gibt es Umleitungen. Da müssen die Straßen rechtwinklig nach rechts oder links abbiegen. Würfelt also eine Mannschaft eine 3, so bringen die 3 Hölzchen sie dem Ziel nicht näher. Sie bilden eine Querstraße. Ist der nächste Wurf dieser Mannschaft eine 4, so werden die 4 Hölzchen – wieder rechtwinklig abbiegend – nun direkt und gerade in Zielrichtung führend gelegt.

Gesprächsimpulse

- Wie war das Straßennetz, als Sie Kind waren?
- Welche Straßenbeläge kennen Sie? *Asphalt, Beton, Splitt, Pflaster, Kopfsteinpflaster …*
- Welche unterschiedlichen Arten von Straßen gibt es? *Landstraße, Bundesstraße, Bundesautobahn, Umgehungsstraße, Sackgasse, Einbahnstraße, Einkaufsstraße …*
- Was gehört zur Gestaltung einer Straße? *Straßenschilder, Markierungen, Begrenzungslinien, Leitplanken, Laternen, Gullideckel, Zebrastreifen, Radwege, Bürgersteige, Papierkörbe, Pflanzkübel, Bänke …*
- Wie sehen gewöhnlich Straßenschilder aus? *Blau mit weißer Schrift.*
- Erinnern Sie sich an den Namen der Straße, in der Sie geboren wurden, an den, in der Sie jetzt wohnen?
- Welche Menschen begegnen Ihnen, wenn Sie hier auf die Straße gehen? *Nachbarn, Straßenmusiker, Markthändler …*
- Welche anderen Bezeichnungen für Straße fallen Ihnen ein? *Avenue, Boulevard, Chaussee, Gasse, Ring, Allee …*
- Über welche bekannte Straße oder Prachtstraße würden Sie gern einmal gehen? *Elbchaussee, Jungfernstieg – Hamburg, Maximilianstraße – München, Königsallee – Düsseldorf, Kaiserstraße und Zeil – Frankfurt Main, Champs-Élysées – Paris, Fifth Avenue – New York …*

Musik

– Ralph McTell: Streets of London (deutsche Übersetzung),
– Henry Valentino: Im Wagen vor mir fährt ein junges Mädchen.

Sprüche

Die Normalität ist eine gepflasterte Straße; man kann gut darauf gehen – doch es wachsen keine Blumen auf ihr.
Vincent van Gogh (Niederländischer Maler und Zeichner, 1853–1890).

Wenn der liebe Gott sich im Himmel langweilt, dann öffnet er das Fenster und betrachtet die Boulevards von Paris.
Heinrich Heine (Deutscher Dichter, 1797–1856).

Museum Gemäldeausstellung

Einstieg

Die dunkle Jahreszeit, wenn es draußen meist grau ist, eignet sich gut zu einem Museumsbesuch. Zwar kommen pflegebedürftige, alte Menschen nicht mehr oft ins Museum, aber gelegentlich wird ein Pflegeheim zu einer Art Museum. Das gilt immer dann, wenn dort Objekte ausgestellt werden. Das kann eine Leihgabe aus dem örtlichen Heimatmuseum sein. Häufig sind es Exponate, die in Schulen im Kunstunterricht entstanden sind – Skulpturen oder Gemälde.
Um Bilder geht es auch im Spiel. Die TN brauchen viel Fantasie. Das geht anfangs manchmal zögerlich, aber mit etwas Übung werden viele TN sehr kreativ.

Anzahl der Teilnehmenden

Ab 2 Spieler.

Spielmaterial

- Unterschiedliche Bilder, z.B. aus einem Memoryspiel. Falls die TN damit Sehprobleme haben, eignen sich Postkarten oder Kalenderblätter.

Anschauungsmaterial

Nicht erforderlich.

Spiel Gemäldeausstellung

Vorbereitung:

TN vorbereiten auf einen gedanklichen Besuch im Kunstmuseum.
Bilder einzeln genau betrachten lassen.

Tipp:

Als SL selbst mit ein, zwei Beispielen das Spiel beginnen.

Auch abstrakte (nicht gegenständliche) Bilder auswählen. Die geben viel Raum für Kreativität und nehmen den TN die Sorge, etwas „falsch" zu erkennen.

Die TN einladen, zur Spielerunde ein Bild mitzubringen, das ihnen besonders gut gefällt (eventuell von der Wand im eigenen Zimmer abnehmen). Dieses Bild dann vorstellen lassen.

Regel:

Die TN sollen für die vorliegenden Bilder fantasievolle Titel finden. Dabei stellen sie sich vor, sie müssten die Beschriftung für eine Ausstellung vornehmen oder einen Katalog für die Gemäldeausstellung zusammenstellen.
Die Bilder nach und nach betrachten, mögliche Titel überlegen, diskutieren und auswählen.
Am Ende die Bilder in eine sinnvolle Reihenfolge bringen.

Variation:

Nachdem die Bilder einer Ausstellung einmal gemeinsam betitelt wurden, eine Sammlung neuer Bilder zusammenstellen.
Jetzt wird nicht mehr gemeinsam an Titeln gebastelt, sondern die TN überlegen einzeln und still für sich. Wer für ein Bild eine Titelidee hat, zeigt den anderen nicht, um welches Bild es geht, sondern nennt lediglich den gefundenen Titel. Die anderen TN raten, um welches Bild es sich handelt.
Ist das richtige Bild gefunden, äußert eine andere TN eine Idee für ein weiteres Gemälde.

Gesprächsimpulse

- Waren Sie jemals in einer Gemäldeausstellung?
- Erinnern Sie sich an Bilder, die Sie als Kinder oder Jugendliche in der Schule gemalt haben?
- Wie gefallen Ihnen die Bilder hier im Haus?
- Gibt es bestimmte Motive oder Maler, die Ihnen besonders gut gefallen?
- Beschreiben Sie den anderen TN ein Bild, das in Ihrem Zimmer an der Wand hängt!
- Gibt es ein Museum, das Sie beeindruckt hat? *Kunst-, Technik-, Historisches, Heimat ... -museum.*

Musik

Nena: Farben.

Sprüche

An modernen Gemälden ist nur noch eins verständlich: Die Signatur.
Ephraim Kishon (Israelischer Satiriker ungarischer Herkunft, 1924–2005).

Es ist ebenso interessant und schwer, etwas gut zu sagen, wie es gut zu malen ist.
Vincent van Gogh (Niederländischer Maler und Zeichner, 1853–1890).

Ich male die Nasen absichtlich schief, damit die Leute gezwungen sind, sie anzusehen.
Pablo Picasso (Spanischer Maler, Grafiker und Bildhauer, 1881–1973).

Manche Maler machen aus der Sonne einen gelben Punkt. Andere machen aus einem gelben Punkt eine Sonne.
Pablo Picasso.

Modelle sollten sich bemühen, dem Porträt ähnlich zu sehen.
Salvador Dalí (Spanischer Maler, Grafiker, Bühnenbildner und Schriftsteller, 1904–1989).

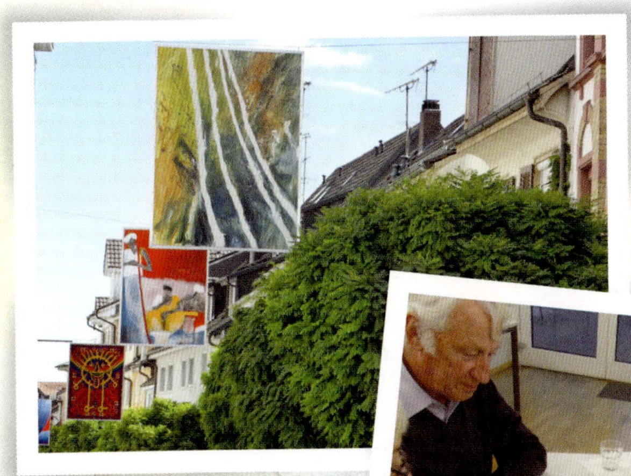

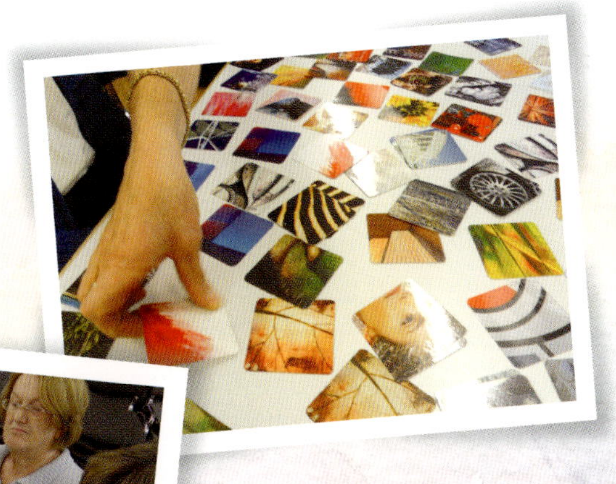

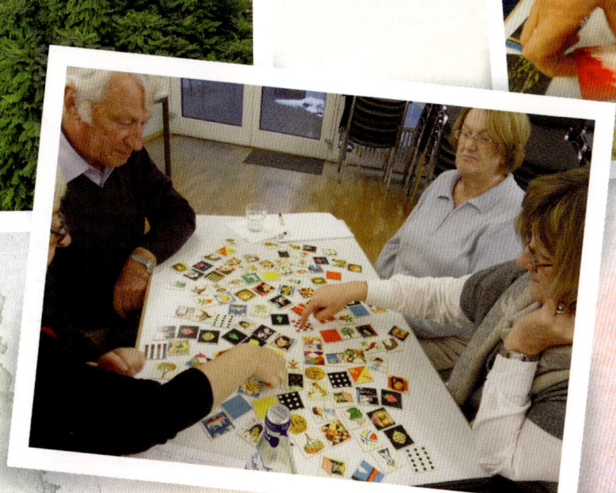

Kaffee Erzähl-Café

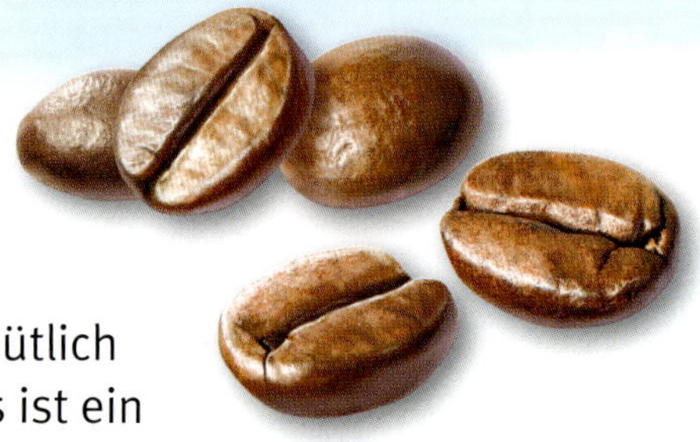

Einstieg
Zum Kaffeeklatsch gehen die meisten alten Menschen gern. Gemütlich beisammen sitzen, erzählen und eine Tasse Kaffee schlürfen. Das ist ein Stück Abwechslung im Alltag und viel mehr als nur eine Zwischenmahlzeit zu sich zu nehmen. Gemeint ist hier nicht der alltägliche Kaffee, der zwischen Mittagessen und Abendbrot routinemäßig in Pflegeeinrichtungen serviert wird. Da gibt es zwar Kaffee, aber dem fehlt meistens der Klatsch. Das heißt, das Erzählen kommt nur selten in Gang, jedenfalls wenn es nicht von Mitarbeitern unterstützt wird.
Das Erzähl-Café verspricht hier Abhilfe. Da ist richtiger Kaffee fast nicht mehr vonnöten, wenn sich spielerisch alles um das schwarze Heißgetränk dreht.

Anzahl der Teilnehmenden
Ab 2 Spieler.

Spielmaterial
- 1 Spielbrett (Mensch ärgere dich nicht o.A.).
- 1 Spielfigur.
- 1 Augenwürfel.
- 18 Kaffeebohnen.

Anschauungsmaterial
- Kaffeemühle.
- Kaffee – gemahlen und ungemahlen.
- Kaffeemaß.
- Kaffeefilter ...

Spiel Erzähl-Café
Vorbereitung:
Die Kaffeebohnen beliebig auf den Feldern des äußeren Rings auf dem Spielbrett verteilen, jeweils 1 Bohne auf 1 Feld. Spielfigur an beliebigem Startpunkt aufstellen.

Regel:
Alle spielen gemeinsam, nicht um die Wette.
Nur die äußeren Felder des Spielbretts werden benötigt. Darauf wird die Spielfigur würfelnd rundherum bewegt. Die TN würfeln reihum und setzen die Spielfigur jeweils so viele Felder weiter wie der Würfel Augen anzeigt. Hält die Figur auf einem Feld, auf dem eine Kaffeebohne liegt, so stellt die SL eine Frage oder eine Aufgabe (siehe Gesprächsimpulse), die dann von der gesamten Gruppe gemeinsam gelöst wird. Die Kaffeebohne wird anschließend von dem Feld genommen. Das Spiel endet, sobald alle Kaffeebohnen eingesammelt sind.

Tipp:
Darauf achten, dass sich zu den Fragen nicht nur die TN äußern, die gerade am Spiel sind, sondern dass alle in der Runde ins Gespräch einbezogen werden.

Sofern für die TN keine Einschränkungen bei der Ernährung gelten, können anstelle der Kaffeebohnen Mokkabohnen ausgelegt werden, die dann immer die TN verzehren, die die Spielfigur auf das entsprechende Feld setzen.

Nach Möglichkeit nicht nur im Spiel über Kaffee sprechen, sondern das Spielangebot mit einem richtigen Kaffeeklatsch verbinden. Dazu Kaffee gemeinsam aufbrühen, in einer alten Porzellankanne servieren, dazu Kondensmilch anbieten usw. Natürlich für diejenigen, die keinen Kaffee mögen oder ihn nicht vertragen Alternativen bereithalten!

Gesprächsimpulse

1. Wie trinken Sie Kaffee am liebsten?
   Stark, dünn, mit Milch, mit Kaffeesahne, mit Zucker, mit Milch und Zucker ...
2. Schmecken Sie einen Unterschied zwischen handgebrühtem Kaffee und solchem, der aus einer klassischen Kaffeemaschine in die Kanne tropft?
3. Haben Sie schon einmal Kaffee aus einem der heute weit verbreiteten Kaffeevollautomaten probiert, die auf Knopfdruck mahlen, brühen und noch viel mehr?
4. Können Sie sich vorstellen, Ihren Kaffee irgendwo unterwegs im Pappbecher zu genießen, so wie das heute für viele Menschen üblich ist und dann als „Coffee to go" bezeichnet wird?
5. Warum wird manchmal von so genanntem „Bohnenkaffee" gesprochen – der wird doch immer aus Kaffeebohnen hergestellt, oder?
   Der Begriff stammt noch aus Zeiten, als Kaffee knapp und teuer war. Da wurde von Bohnenkaffee im Gegensatz zum Ersatzkaffee (Malzkaffee ...) gesprochen.
6. Was gab es früher, als Bohnenkaffee noch keine Selbstverständlichkeit war, als Ersatz?
   Carokaffee, Muckefuck, Lindes – Zichorien- oder Malzkaffee ...
7. Welche Kaffeemarken sind Ihnen geläufig? *Melitta, Jacobs, Tchibo, Eduscho, Dallmayr ...*
8. Zählen Sie auf, was benötigt wird, um Filterkaffee zuzubereiten! *Kaffeepulver, Filtertüte, Filter, kochendes Wasser.*
9. Zu welcher Tageszeit genießen Sie Kaffee am liebsten?
10. Glauben Sie an Wahrsagen aus dem Kaffeesatz?
11. Können Sie erklären, wie Espresso zubereitet wird? *Heißes Wasser mit Druck durch feines Kaffeemehl pressen, ergibt konzentrierten Kaffee mit Schaumschicht (Crema).*
12. In welchen Ländern erhalten Sie meist einen Espresso, wenn Sie einen Kaffee bestellen?
    Italien, Spanien, Portugal ...
13. Woher kommt der Ausdruck „Blümchenkaffee"?
    Der Kaffee war so dünn, dass das Blümchendekor – früher oft üblich – in der Tasse zu sehen war.
14. Was ist Dosenmilch?
    Kondensmilch, oft gesüßt, in Dosen verkauft; heute noch erhältlich, aber nicht mehr verbreitet.
15. Wofür gab es früher eine Kaffeemütze? *Zum Warmhalten des Kaffees in einer Porzellankanne.*
16. Welche Kaffeespezialitäten kennen Sie – zumindest dem Namen nach?
    Milchkaffee, Espresso, Latte macchiato, Mokka, Phasisäer (mit Rum und Sahne), Rüdesheimer Kaffee (mit Weinbrand und Sahne, Irish Coffee (mit Whiskey und Sahne) ...
17. Welche Stadt ist für ihre Kaffeehäuser berühmt? *Wien, gilt auch als Kaffeehauptstadt Europas.*
18. Warum gibt es in guten Kaffeehäusern ein Glas Wasser zum Kaffee? *Macht Kaffee bekömmlicher, neutralisiert den Geschmackssinn, füllt den Flüssigkeitshaushalt auf ...; Ursprung bei arabischen Nomaden, bei denen Wasser höchstes Gut war und deshalb Gästen zum Kaffee serviert wurde.*

Musik

Volkslied: C-a-f-f-e-e (Kanon, Quodlibet).

Spruch

Ein guter Kaffee muss schwarz wie die Nacht, heiß wie die Liebe
und so süß oder bitter wie das Leben sein.
Arabisches Sprichwort.

Kochen Resteverwertung

Einstieg

Die heute alten Menschen gehören noch zu den Generationen, die nach Möglichkeit alle Lebensmittel verwertet haben. Das Wegwerfen – in unserer Zeit nur allzu weit verbreitet – war früher undenkbar. Auf dem Speiseplan stand früher nicht nur das, worauf man gerade Gelüste hatte, sondern was zurzeit günstig zu haben war.

So sind viele alte Menschen – meist Frauen – wahre Künstlerinnen im Zaubern von Gerichten aus vorgegebenen Zutaten. In Pflegeeinrichtungen besteht nur ab und zu Gelegenheit, diese Fähigkeit unter Beweis zu stellen. Das Spiel lässt in der Fantasie der TN ungewöhnliche Mahlzeiten entstehen und bringt Gespräche über das Kochen in Gang.

Anzahl der Teilnehmenden

Ab 2 Spieler.

Spielmaterial

- Selbst erstellte Wortkarten (Vorschläge siehe unten „Vorbereitung"), entweder auf Karton in 6 Farben oder auf neutralem Karton, aber dann zum Zuordnen der farbneutralen Karten zusätzlich
- 6 farbige Unterlagen (z.B. Kopierpapier) in Blau, Rot, Gelb, Grün, Schwarz und Weiß.
- 1 Farbenwürfel.

Anschauungsmaterial

- Kochbücher.

Spiel Resteverwertung

Vorbereitung:

Wortkarten offen lesbar auslegen und gemeinsam mit allen TN sortieren nach den Kategorien

- Blau = Fisch (Hering, Lachs, Scholle, Thunfisch, Makrele, Kabeljau).
- Rot = Fleisch (Rind, Schwein, Hackfleisch, Huhn, Pute, Würstchen).
- Gelb = Früchte (Banane, Orange, Apfel, Zitrone, Birne, Nüsse).
- Grün = Gemüse (Zwiebel, Rosenkohl, Erbsen, Möhren, Kartoffeln, Blumenkohl).
- Schwarz = Getreide (Reis, Nudeln, Brot, Mais, Graupen, Dinkel).
- Weiß = Eiweißprodukte (Milch, Joghurt, Quark, Sahne, Käse, Eier).

Die Wortkarten liegen dann verdeckt auf 6 Stapeln, entsprechend den Farben.

Tipp:

Die Wortkarten können bei anderer Gelegenheit, vor der Spielrunde, gemeinsam mit den TN erstellt werden. Begriffe zu den einzelnen Kategorien sammeln und auf Karten schreiben (lassen).

Wenn möglich, der Spielrunde zeitnah ein gemeinsames Kochen folgen lassen!

Regel:
Die TN stellen sich vor, sie sollen aus vorhandenen Resten in der Speisekammer oder im Kühlschrank eine Mahlzeit zusammenstellen. Dabei ist Kreativität gefragt und die Bereitschaft, auch mal Ungewöhnliches miteinander zu kombinieren.
Die TN würfeln reihum mit dem Farbenwürfel.
Entsprechend der Farbe eine Wortkarte ziehen und offen in die Mitte legen. Würfel weiterreichen.
Sobald 5 Karten gezogen sind und offen in der Mitte liegen, gemeinsam überlegen, was aus diesen Zutaten gekocht werden soll. Mehrere Möglichkeiten, auch seltsame Zusammenstellungen, diskutieren.
Danach startet die nächste Runde, in der wieder 5 Zutaten erwürfelt werden.
Das Spiel endet, wenn nicht mehr genügend Karten vorhanden sind, um daraus ein Resteessen zu zaubern.

Gesprächsimpulse

- Gibt es ein Spezialrezept, das Sie besonders gut kochen können?
- Welche Möglichkeiten kennen Sie, um Reste zu verwerten? *Auflauf, Suppe, Ragout ...*
- Auf welche Zutaten können Sie beim Kochen nur schlecht verzichten?
- Was essen Sie hier im Haus besonders gern?
- Mögen Sie lieber klassische Hausmannskost oder probieren Sie auch gern mal etwas Neues aus?
- Sehen Sie gern Kochsendungen im Fernsehen an?

Musik

– Johanna von Koczian: Das bisschen Haushalt (Das bisschen Kochen ist doch halb so wild ...),
– Kinderlied: Ein Hund lief in die Küche und stahl dem Koch ein Ei.

Sprüche

Seit der Erfindung der Kochkunst essen die Menschen doppelt so viel wie die Natur verlangt.
Benjamin Franklin (Nordamerikanischer Schriftsteller, Erfinder, Naturwissenschaftler und Staatsmann, 1706–1790).

Wenn ein Mann für dich kocht, und der Salat enthält mehr als drei Zutaten, meint er es ernst.
Penélope Cruz (Spanische Schauspielerin und Oscar-Preisträgerin).

Ohne die Küche meiner Frau wäre ich nicht so alt geworden.
Winston Churchill (Britischer Staatsmann, 1874–1965).

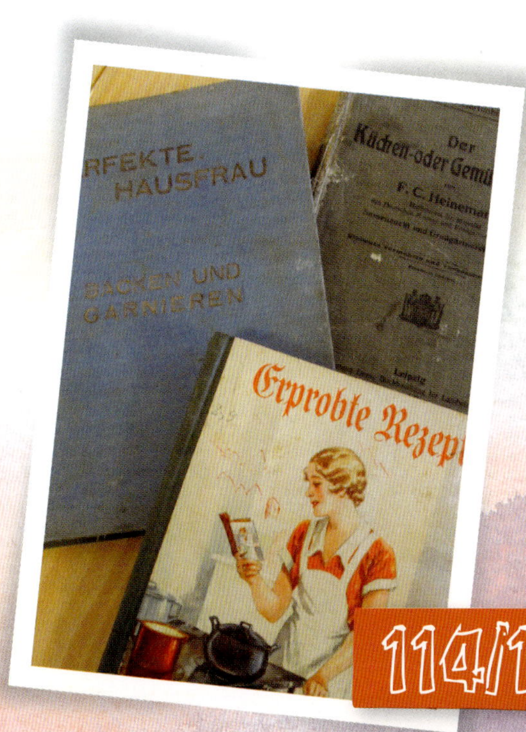

Advent 24 Tage

Einstieg

Die Christenheit bereitet sich auf das Hochfest vor. Advent, die Ankunft des Herrn, läutet am ersten Adventssonntag ein neues Kirchenjahr ein. Völlig losgelöst vom eigentlichen, dem religiösen Anlass, gestalten Wirtschaft und Werbung den Advent als umsatzstärkste Zeit des Jahres.
Sich besinnen und auf die bevorstehenden Wochen bis Weihnachten einstimmen, das tun Menschen auf unterschiedliche Weise. Wie die TN den Advent erleben und für sich gestalten, welche Traditionen ihnen wichtig sind, das ist im begleitenden Gespräch zu erfahren.
Im Spiel geht es ausschließlich ums Erwürfeln der 24 Tage auf dem Adventskalender.

Anzahl der Teilnehmenden

Ab 2 Spieler.

Spielmaterial

- Zahlenkarten von 1 bis 24.
- 4 Augenwürfel.
- 1 Würfelbecher.

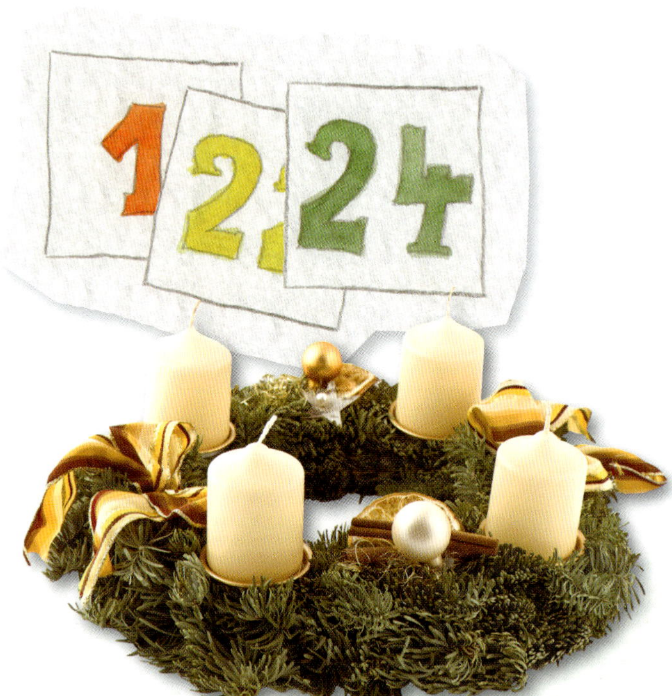

Anschauungsmaterial

- Adventskranz und andere Dekoartikel.
- Adventskalender.

Spiel 24 Tage

Vorbereitung:
Adventsdekoration im Haus betrachten.

Regel:
Zahlenkarten von 1–24 offen durcheinander auf dem Tisch auslegen. Ziel ist, die 24 Zahlen, entsprechend einem Adventskalender, gemeinsam zu erwürfeln und umzudrehen.
TN würfeln reihum und entscheiden vor jedem Wurf, ob sie mit 1, 2, 3 oder 4 Würfeln spielen möchten. Werden 2 oder mehr Würfel eingesetzt, so gilt immer die Summe der gewürfelten Augen. Erwürfelte Zahl suchen und die Zahlenkarte umdrehen. Liegt die gewürfelte Zahl bereits verdeckt, Würfelbecher gleich weitergeben an die nächste TN.
Das Spiel endet, sobald alle Zahlenkarten verdeckt sind.

Das Spielebuch, Bettina M. Jasper © Vincentz Network GmbH & Co. KG, Hannover 2013, ISBN 978-3-86630-236-5

Gesprächsimpulse

- Wie haben Sie Ihr Zimmer adventlich dekoriert?
- Welche Bräuche sind Ihnen wichtig im Advent? *Singen, backen, schmücken, Kerzen anzünden ...*
- Was bedeutet Ihnen ein Adventskranz? Wie zünden Sie die Kerzen an – an jedem Sonntag eine weitere oder von Beginn an alle vier?
- Kennen Sie Bräuche aus anderen Ländern?
- Ist es Ihnen wichtig, in der Adventszeit regelmäßig einen Gottesdienst zu besuchen?
- Was alles ist zurzeit überall auf den Weihnachtsmärkten zu finden?
  Weihnachtsdekoration, Geschenkartikel, Kunsthandwerk, Glühwein, Bratwurst, Gebäck, Chöre ...
- Was bedeutet Ihnen ein Adventskalender?
- Haben Sie jemals einen Adventskalender selbst hergestellt? Wie sah der aus?
- Was halten Sie davon, dass oft schon vor der eigentlichen Adventszeit mit Adventsbasaren und Adventsveranstaltungen begonnen wird?

Musik

Diverse Adventslieder, z.B.
- Es kommt ein Schiff geladen,
- Morgen, Kinder, wird's was geben,
- Alle Jahre wieder.

Sprüche

Auch wenn man kein heller Kopf ist, in der Adventszeit geht einem ein Licht nach dem anderen auf.
Volksmund.

Früher hieß die Zeit vor Weihnachten „Advent". Heute heißt sie „Meditative Dynamik" – und diese Zeit dauert vom Sommerschlussverkauf bis zum ersten Werktag nach Weihnachten, an dem ein Umtausch von Geschenken möglich ist.
Markus M. Ronner (Schweizer Theologe, Publizist und Journalist).

Advent, das ist die stillste Zeit im Jahr, wie es im Liede heißt, die Zeit der frohen Zuversicht und der gläubigen Hoffnung.
Karl Heinrich Waggerl (Österreichischer Schriftsteller, 1897–1973).

Tipp:

Anstelle von Karten Schraubverschlüsse von Flaschen mit wasserfesten Markern von 1–24 beschriften. Die Verschlüsse sind besonders gut zu greifen. Zum Thema passend, möglichst silber- und goldfarbene Metallverschlüsse (mit Rollrand, damit sich niemand verletzt!), z.B. von Sprudelflaschen, wählen.

Wie in echten Adventskalendern zu jeder Zahl, die verdeckt wird, eine Leckerei oder eine kleine Überraschung bereithalten, die unter den TN verteilt werden.

Sterne Augenstern

Einstieg

Zurzeit strahlen überall Sterne – am Himmel, an Fenstern, von Gestecken, auf Werbeprospekten ... Der Begriff „Stern“ hat viele Bedeutungen. Am nächtlichen Sternenhimmel funkeln silbrig-weiße Punkte, selbstleuchtende Himmelskörper. Als geometrische Form bezeichnet der Stern eine Figur, um deren Mitte Zacken angeordnet sind. Auf Orden oder Uniformen ist er ein Rangabzeichen. In der Gastronomie gilt ein Stern als Qualitätsmerkmal. In Texten begegnet uns das Sternchen als Hinweis auf eine Anmerkung oder Fußnote. Im Film wie im Showgeschäft präsentieren sich Stars und Sternchen. Und in der Tierwelt haben Rinder oder Pferde einen Stern – einen weißen Fleck – auf der Stirn. Im Spiel geht es um den Stern als geometrische Form. Er hat sechs Zacken, ähnlich den vielen Sternen, die in Adventsdekorationen strahlen. Allerdings kommt es beim Spielen auf Rechenkünste und nicht auf Schönheit an.

Anzahl der Teilnehmenden

Ab 2 Spieler, gemeinsam oder in Mannschaften.

Spielmaterial

- 12 Augenwürfel.
- 1 Spielplan – Stern mit 6 Zacken.

Anschauungsmaterial

- Sterne aller Art – aus Stroh, Goldpapier, Lebkuchen ...

Spiel Augenstern

Vorbereitung:

Spielplan erstellen – 1 Stern mit 6 Zacken, kopiert oder einfach aufgezeichnet; Größe DIN A 4 (Kopiervorlage im Anhang, S. 128).

Regel:

Alle TN spielen gemeinsam.
1 TN nimmt alle 12 Würfel in beide Hände, die er zu einer „Schale“ formt, und lässt langsam die Würfel auf den Tisch rieseln, so dass jeder Würfel frei liegt (kein Türmchenbau!).
Gemeinsame Aufgabe aller TN ist, möglichst viele Würfel in den Zacken des Sterns anzuordnen, so dass im Idealfall kein Würfel übrig bleibt. Dabei ist zu beachten:
Ein Zacken darf immer nur mit 2 Würfeln belegt werden.
Die Summe der Augen auf den 2 Würfeln je Zacken muss 6, 7 oder 8 betragen.
Es kommt also auf günstige Kombinationen an!
Es sollen möglichst wenig oder am besten keine Würfel übrig bleiben.

Variation:

Wie oben. Aber es wird in Mannschaften gespielt.
Bei jedem Durchgang die Augen auf den übrig gebliebenen Würfeln zählen und als Minuspunkte notieren. Welche Mannschaft hat am Ende die wenigsten Minuspunkte?

Gesprächsimpulse

- Aus welchen Materialien haben Sie jemals Sterne als Advents- oder Weihnachtsdekoration hergestellt oder gekauft? *Papier, Metallfolie, Karton, Stroh ...*
- Mögen Sie Zimtsterne?
- Betrachten Sie manchmal den nächtlichen Sternenhimmel und seine Sternbilder? *Großer und kleiner Bär bzw. Wagen ...*
- Kennen Sie sich aus mit den Sternzeichen? *Steinbock, Wassermann, Fische, Widder, Stier, Zwillinge, Krebs, Löwe, Jungfrau, Waage, Skorpion, Schütze.*
- Haben Sie je eine Sternschnuppe beobachtet?
- Für wen würden Sie sprichwörtlich „die Sterne vom Himmel holen“?

Musik

- Operette: Puppchen, du bist mein Augenstern. (Aus: Die keusche Susanne),
- Hubert Kah: Sternenhimmel,
- Volkslied: Weißt du, wie viel Sternlein stehen?

Sprüche

Dieselben Naturkräfte, die uns ermöglichen, zu den Sternen zu fliegen, versetzen uns auch in die Lage, unseren Stern zu vernichten.
Wernher von Braun (Deutscher, später US-amerikanischer, Raketeningenieur, Wegbereiter der Raumfahrt, 1912–1977).

Ideale sind wie Sterne. Man kann sie nicht erreichen, aber man kann sich an ihnen orientieren.
Carl Schurz (Deutscher Revolutionär, nach seiner Auswanderung amerikanischer Politiker, 1829–1906).

Du siehst die leuchtende Sternschnuppe nur dann, wenn sie vergeht.
Christian Friedrich Hebbel (Deutscher Dramatiker und Lyriker, 1813–1863).

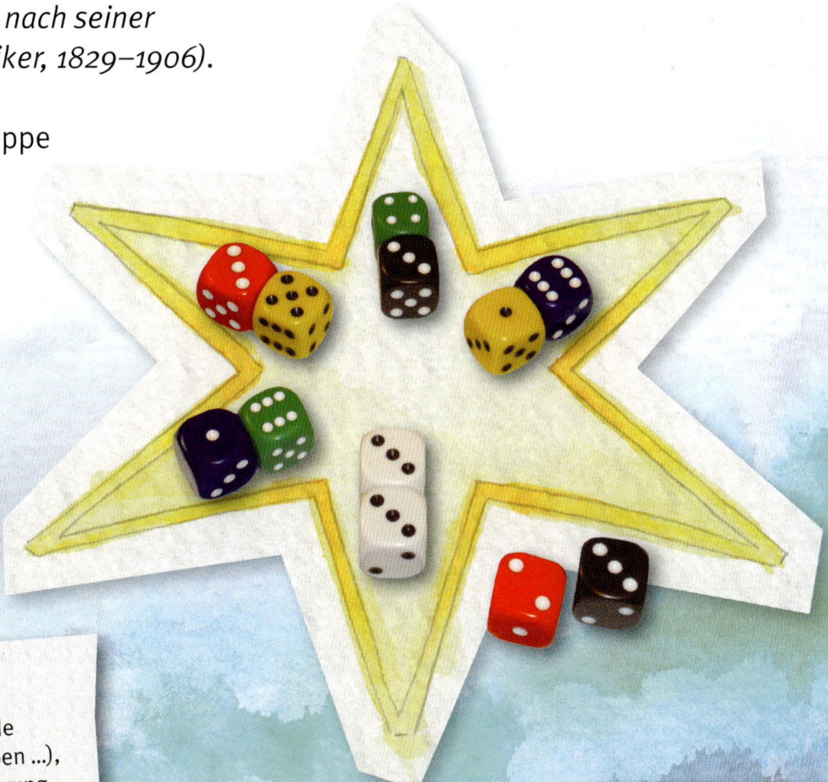

Tipp:
Bastelmaterial vorbereiten und am Ende einfache Sterne herstellen (falten, kleben ...), so dass jeder TN einen Stern als Erinnerung mitnehmen kann.

Weihnachtsbaum Tannenbaum-Würfeln

Einstieg

Der Weihnachtsbaum – auch als Christbaum oder Tannenbaum bezeichnet – ziert im Dezember Wohnungen, Kirchen, Ortschaften und Geschäfte. Der Brauch, einen Weihnachtsbaum aufzustellen, war vor langer Zeit ein Privileg der Fürstenhöfe. Erst im 19. Jahrhundert hielt der Tannenbaum Einzug ins Kleinbürgertum. Seitdem verbreitete sich der Brauch von Deutschland in die ganze Welt. Heute ist das immergrüne Gewächs in der Weihnachtszeit aus heimischen Wohnzimmern nicht mehr wegzudenken.

Im Spiel geht es um die Pyramidenform des Tannenbaums. Eine tannenbaumförmige Zahlenliste soll erwürfelt werden.

Anzahl der Teilnehmenden

Ab 2 Spieler in Mannschaften.

Spielmaterial

- 2 Augenwürfel.
- Spielzettel mit aus Zahlen von 2 bis 12 gebildeten Tannenbäumen (siehe Vorlage rechts, 1 Tannenbaum je Mannschaft) oder als Anschrieb an eine Tafel.
- Stift oder Kreide zum Abstreichen der gewürfelten Zahlen.

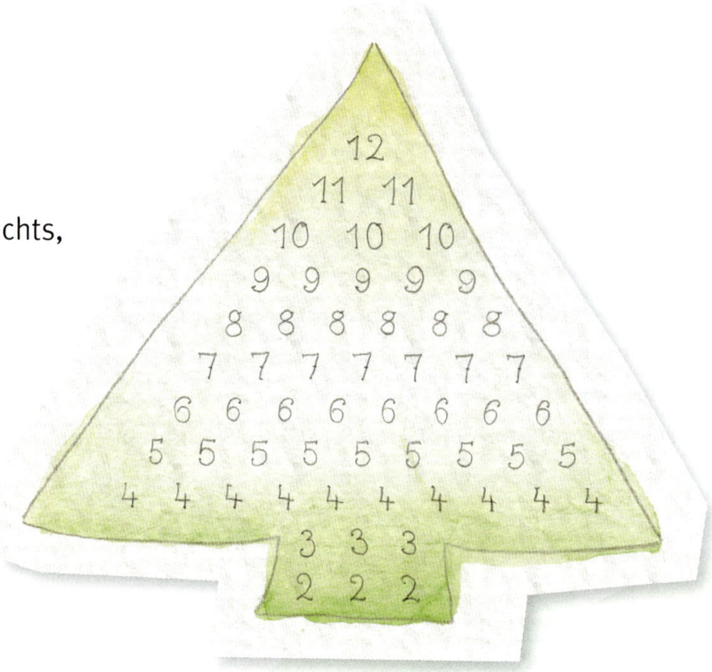

Anschauungsmaterial

- 1 kleiner Tannenbaum.
- Tannenbaumschmuck.

Spiel Tannenbaum-Würfeln

Vorbereitung:

Spielzettel bzw. Tafelanschrieb oder Plakat für alle sichtbar hinlegen oder aufhängen.

Regel:

Ziel ist, alle Zahlen, die den Tannenbaum bilden, möglichst schnell zu erwürfeln und abzustreichen.
Die Mannschaften würfeln abwechselnd, innerhalb der Mannschaften reihum.
Es wird immer mit beiden Augenwürfeln gewürfelt. Die Augen beider Würfel addieren und das Ergebnis auf dem Tannenbaum streichen.
Welche Mannschaft hat zuerst alle Zahlen erwürfelt?

Gesprächsimpulse

- Ist es Ihnen wichtig, an Weihnachten einen Tannenbaum aufzustellen?
- Welche Bäume eignen sich als Weihnachtsbäume? *Tanne, Fichte, Kiefer ...*
- Mit was werden Weihnachtsbäume geschmückt?
  Kerzen, Lichterketten, Kugeln, Lametta, Sternen, Engeln, Figuren ...
- Nach welchen Merkmalen suchen Sie einen Weihnachtsbaum aus?
  Edeltanne, Preis, Größe, gerade gewachsen, dichte Zweige ...
- Wenn Sie für die Dekoration des Weihnachtsbaums hier im Haus verantwortlich wären, wie würden Sie ihn schmücken?
- Kennen Sie Tricks, damit der Weihnachtsbaum möglichst wenig nadelt?
  Vor dem Aufstellen kühl lagern, Wasser in den Ständer gießen, mit Haarspray besprühen ...
- Was halten Sie von künstlichen Weihnachtsbäumen aus Kunststoff oder Holz?
- Wie lange sollte der Weihnachtsbaum stehen bleiben?

Musik

- Weihnachtslied: Oh Tannenbaum,
- Weihnachtslied: Am Weihnachtsbaum die Lichter brennen.

Sprüche

Der Anfang ist immer das Entscheidende. Hat man's darin gut getroffen, so muss der Rest mit einer Art innerer Notwendigkeit gelingen, wie ein richtig behandeltes Tannenreis von selbst zu einer geraden und untadeligen Tanne aufwächst.
Theodor Fontane (Deutscher Schriftsteller, 1819–1898).

Warum erfüllen uns Gräser, eine Wiese, eine Tanne, mit so reiner Lust? Weil wir da Lebendiges vor uns sehen, das nur von außen her zerstört werden kann, nicht durch sich selbst. Der Baum wird nie an gebrochenem Herzen sterben, und das Gras nie seinen Verstand verlieren.
Christian Morgenstern (Deutscher Dichter, 1871–1914).

Wenn die Bäume des Waldes, die edlen Tannen, ihre Fächer mit Schnee belastet tragen, als hätte das Christkind schon lauter Christbäume gesetzt, die in Zucker und Edelsteinen flimmern, so schlägt das Gemüt der Feier entgegen, die da kommen soll.
Adalbert Stifter (Österreichischer Schriftsteller, 1805–1868).

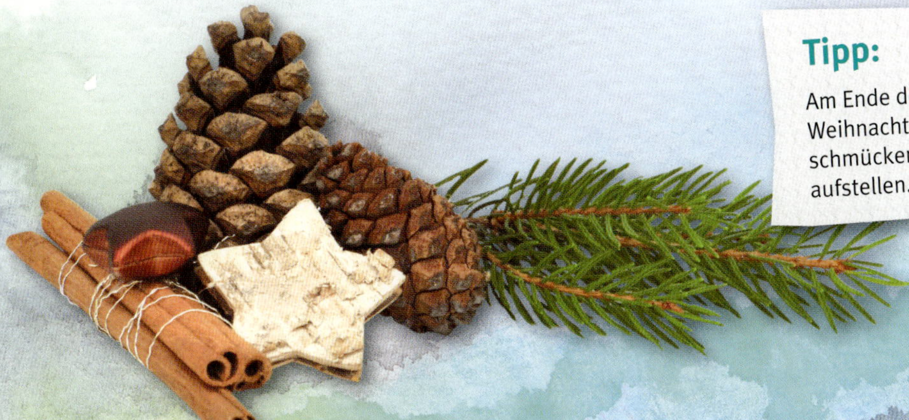

Tipp:
Am Ende der Spielrunde einen kleinen Weihnachtsbaum im Topf gemeinsam schmücken und auf dem Wohnbereich aufstellen.

Zwölf Kartenkreis

Einstieg
Das Kalenderjahr neigt sich zum Ende. Der Jahreswechsel steht bevor, und bald liegen wieder zwölf neue Monate vor uns. Zwölf – das ist nicht einfach eine Mengenangabe. Diese Zahl begegnet uns häufig im Alltag – auf dem Zifferblatt der Uhr, bei den Tierkreiszeichen und ebenso bei der althergebrachten Maßeinheit „ein Dutzend". Sie gilt als magische Zahl, als Sinnbild der Heiligkeit und Seligkeit. Die Anzahl der Bibelstellen, in denen die Zwölf eine wichtige Rolle spielt, ist ungezählt. Selbst Dutzend-Hälften kommen im täglichen Leben immer wieder vor – das bekannte Sixpack für Getränkedosen oder Flaschen oder die sechs Flächen eines Würfels.
Ein Sonnenjahr beinhaltet zwölf Mondzyklen. Das führte zur Einteilung des Jahres in zwölf Monate. Im Spiel ist die zwölf ebenfalls von Bedeutung, hier in Form von zwölf Karten, die im Kreis ausgelegt werden – wie der Jahreskreis. Es geht um Glück und Merkfähigkeit.

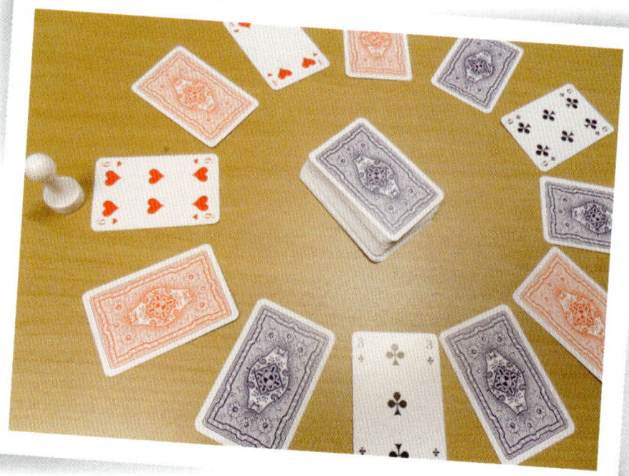

Anzahl der Teilnehmenden
Ab 2 Spieler.

Spielmaterial
- 1 Rommèspiel mit 2 x 52 Blatt, ohne Joker.
- 1 Spielfigur.

Anschauungsmaterial
- Kalender.

Spiel Kartenkreis
Vorbereitung:
12 Spielkarten aus einem Romméspiel, jeweils 6 mit blauer und 6 mit roter Kartenrückseite aussortieren, jeweils in Blau und Rot die Kartenwerte Ass, 2, 3, 4, 5 und 6.
Die 6 Karten jeder Farbe separat mischen.
Danach die 12 Spielkarten verdeckt im Kreis auslegen, jeweils im Wechsel 1 rote und 1 blaue Karte. Die übrigen Karten als Stapel verdeckt ablegen. Sie fungieren als Chips, die die TN sich erspielen können.
Die Spielfigur außerhalb des Kartenkreises vor einer beliebigen Karte aufstellen.

Tipp:
Falls die TN Schwierigkeiten haben, die Spielkartenwerte zu erkennen, andere Zahlenkarten benutzen, z.B. die blauen und roten Waben aus dem Spiel WABE[14]. Wichtig sind die unterschiedlichen Kartenrückseiten. Zu Beginn eine Runde mit offenen Karten spielen. Dann nach und nach Karten verdecken.

Regel:
Die TN sind reihum am Zug und bewegen nach eigenem Ermessen die Spielfigur im Uhrzeigersinn zwischen 1 und 6 Schritte (= Karten) vorwärts.
Zu Beginn kann die Entscheidung, wie viele Schritte die Figur gehen soll, nur dem Zufall folgen, später spielt Merkfähigkeit ebenfalls eine Rolle.
Die erste TN beginnt und setzt die Spielfigur z.B. 4 Schritte vorwärts. Sie deckt die Karte, vor der die Figur nun steht, für alle sichtbar auf.
Stimmt zufällig der Wert der Karte mit der Anzahl der gegangenen Schritte überein, erhält die TN als Chip 1 Spielkarte vom Stapel. Sie legt die Karte verdeckt wieder ab, und die nächste TN setzt in gleicher Weise fort.
Nach einigen Spielzügen können die TN ihre Merkfähigkeit unter Beweis stellen. Wer sich den Wert einer oder mehrerer Karten merkt, lässt die Spielfigur so viele Schritte machen, dass sie genau vor der Karte stehen bleibt, deren Wert er kennt. Dann kann er jedes Mal eine Karte einheimsen.
Wer am Ende die meisten Karten gesammelt hat, gewinnt.

Variation:
Wie oben. Aber bei Übereinstimmung von Schritten der Spielfigur mit dem Wert der Zielkarte erhält der TN, der am Zug war, nicht nur 1 Karte sondern so viele wie die Figur Schritte gegangen ist.

Gesprächsimpulse

- Was fällt Ihnen ein zur Zahl zwölf? *Apostel, Götter auf dem Olymp, Monate, Stunden, Flagge der EU mit 12 goldenen Sternen, 12 Geschworene bei Strafprozessen in den USA, Zwölffingerdarm ...*
- Haben Sie einen ganz persönlichen Bezug zur Zahl zwölf? *Jubiläum, Geburtstag, Hochzeitstag, Anzahl Kinder und Enkel ...*
- Glauben Sie an Zahlenmystik oder an Glückszahlen?
- Was wünschen Sie sich für die nächsten zwölf Monate?

Musik

Truck Stop: Zwölf Rosen.

Sprüche

Ein Dutzend verlogener Komplimente ist leichter zu ertragen als ein einziger aufrichtiger Tadel.
Mark Twain (US-amerikanischer Schriftsteller, 1835–1910).

Ein Optimist ist ein Mensch, der ein Dutzend Austern bestellt, in der Hoffnung, sie mit der Perle, die er darin findet, bezahlen zu können.
Theodor Fontane (Deutscher Schriftsteller, 1819–1898).

Es gibt eigentlich Jung und Alt nur unter Dutzendmenschen; alle begabteren und differenzierteren Menschen sind bald alt, bald jung, so wie sie bald froh, bald traurig sind.
Hermann Hesse (Deutschsprachiger Schriftsteller und Maler, Literaturnobelpreisträger, 1877–1962).

[14] JASPER, Bettina M.: WABE. Spaß haben und trainieren mit Farben und Zahlen, Vincentz Network 2009.

Dank

Am Entstehen dieses Buches haben wieder einmal eine Reihe von Menschen auf unterschiedliche Weise ihren Anteil. Ihnen allen danke ich ganz herzlich:

- Bettina Schäfer und Klaus Mencke vom Lektorat bei Vincentz Network für ihr Vertrauen – u.a. in meine meistens sehr knapp berechneten Termine! – und die jahrelange, sehr persönliche und angenehme Zusammenarbeit.
- Der Grafikerin, Ilka Spiess, für die einfühlsame Gestaltung des Buches.
- Mary Rennebaum als erfahrene „Aktiviererin“ für kritisches Prüfen und viele Impulse.
- Den Schülerinnen und Schülern der Altenpflegeschule Sancta Maria in Bühl, die indirekt durch ihre Beiträge im Unterricht die eine oder andere Idee auf den Weg brachten, auch wenn sie nicht direkt mit dem Buch zu tun hatten.
- Petra Fiedler, die zwar an diesem Buch nicht beteiligt war, sein Erscheinen aber durch ihre Initiative für die gesamte Reihe vor einigen Jahren auf den Weg gebracht hat.

Bettina M. Jasper
Januar 2013

Weitere Publikationen von Bettina M. Jasper

Bücher

Das Alltagsgeschichtenbuch, Band II.
Reihe: Woche für Woche aktivieren.
Vincentz Network, Hannover 2012, ISBN 978-3-86630-207-5.

Bewegen, Trainieren, Denken.
So fördern Sie Heimbewohner optimal.
Vincentz Network, Hannover 2012, ISBN 978-3-86630-199-3.

Brainfitness. Meyer & Meyer Verlag, Aachen,
3. überarbeitete und ergänzte Auflage 2012,
ISBN 978-3-89899-704-1.

Brainwalking. Mental fit beim Gehen!
Meyer & Meyer Verlag, Aachen 2010, ISBN 978-89899-548-1.

Das Alltagsgeschichtenbuch.
Reihe: Woche für Woche aktivieren;
Vincentz Network, Hannover 2009, ISBN 978-3-86630-097-2.

Brainfitness. Meyer & Meyer Verlag, Aachen,
2. überarbeitete Auflage 2008, ISBN 978-3-89899-418-7.

Farbenfroh aktivieren. Mit Rot, Gelb, Blau
das Gedächtnis trainieren, die Bewegung fördern;
Vincentz Network, Hannover 2007, ISBN 3-86630-021-2.

Koordination & Gehirnjogging,
Meyer & Meyer Verlag, Aachen 2002, ISBN 3-89124-607-2.

Lehrbuch Altenpflege. Gerontologie,
Vincentz Verlag, Hannover 2002, ISBN 3-87870-650-2.

Buchstabensalat und Bierdeckel-Lauf.
51 unterhaltsame Gruppenspiele für mehr körperliche
und geistige Fitness,
Vless Verlag, Ebersberg 2002, ISBN 3-88562-099-5.

Brainfitness – Denken und Bewegen,
Meyer & Meyer Verlag, Aachen 1998, ISBN 3-89124-458-4.
dto., in englischer Sprache; Train your Brain – Mental and Physical Fitness, ISBN 3-89124-531-9.

Spiel und Gespräch.
Reihe: Aktives Alter – Gekonnt betreuen und aktivieren,
Vincentz Verlag, Hannover 1995, ISBN 3-87870-025-3.

Bewegung fördern.
Reihe: Aktives Alter – Gekonnt betreuen und aktivieren,
Vincentz Verlag, Hannover 1993, ISBN 3-87870-406-2.

Deutscher Turner-Bund (Hrsg.), Turnen der Älteren,
BLV Verlag, München 1989, ISBN3-405-13726-8.

Spiele von Bettina M. Jasper

KLICK KLACK. Das Würfelspiel für 2.
Vincentz Network, Hannover 2010, ISBN 978-3-86630-106-1.

WABE. Spaß haben und trainieren mit Farben und Zahlen;
Vincentz Network, Hannover 2009, ISBN 978-3-86630-086-6.

DAS VIELSPIEL. Geistige Fitness durch Sortieren, Kombinieren, Assoziieren und Fantasieren;
Vincentz Network, Hannover 2004, ISBN 978-3878704850.

Bücher von Bettina M. Jasper mit anderen Autorinnen

Claudia Voelcker-Rehage / Susanne Tittlbach / Bettina M. Jasper / Petra Regelin: Gehirntraining durch Bewegung. Wie körperliche Aktivität das Denken fördert;
Meyer & Meyer, Aachen 2013, ISBN 978-3-89899-704-1.

Bettina M. Jasper & Petra Regelin: Menschen mit Demenz bewegen. 196 Aktivierungsübungen für Kopf und Körper;
Vincentz Network, Hannover 2011, ISBN 978-3-86630-153-5.

Bettina M. Jasper & Petra Regelin: Geistig fit & mobil bis ins hohe Alter. Eine Anleitung für Angehörige und Ehrenamtliche.
Trias Verlag, Stuttgart 2009, ISBN 978-3-8304-3497-9.

Schiffe aufspüren – 29. Kalenderwoche

Eigene Schiffe

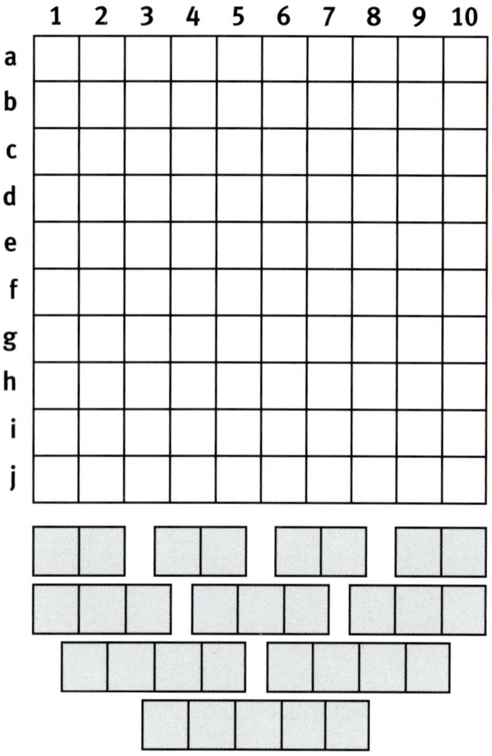

Gegner

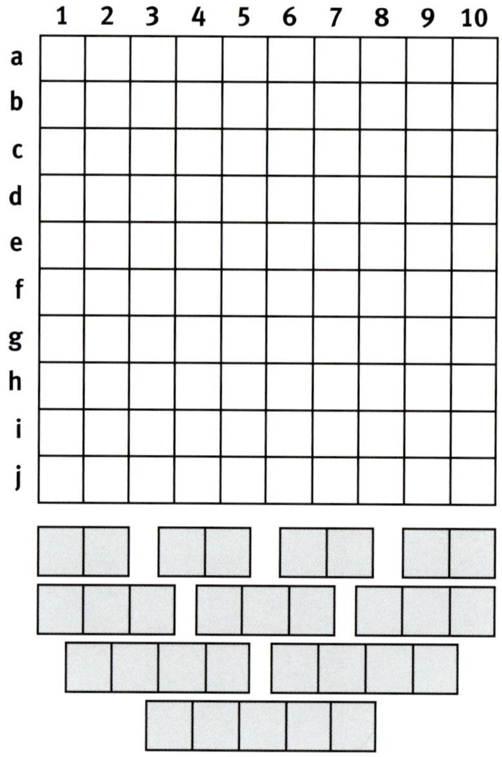

Stallsuche – 37. Kalenderwoche

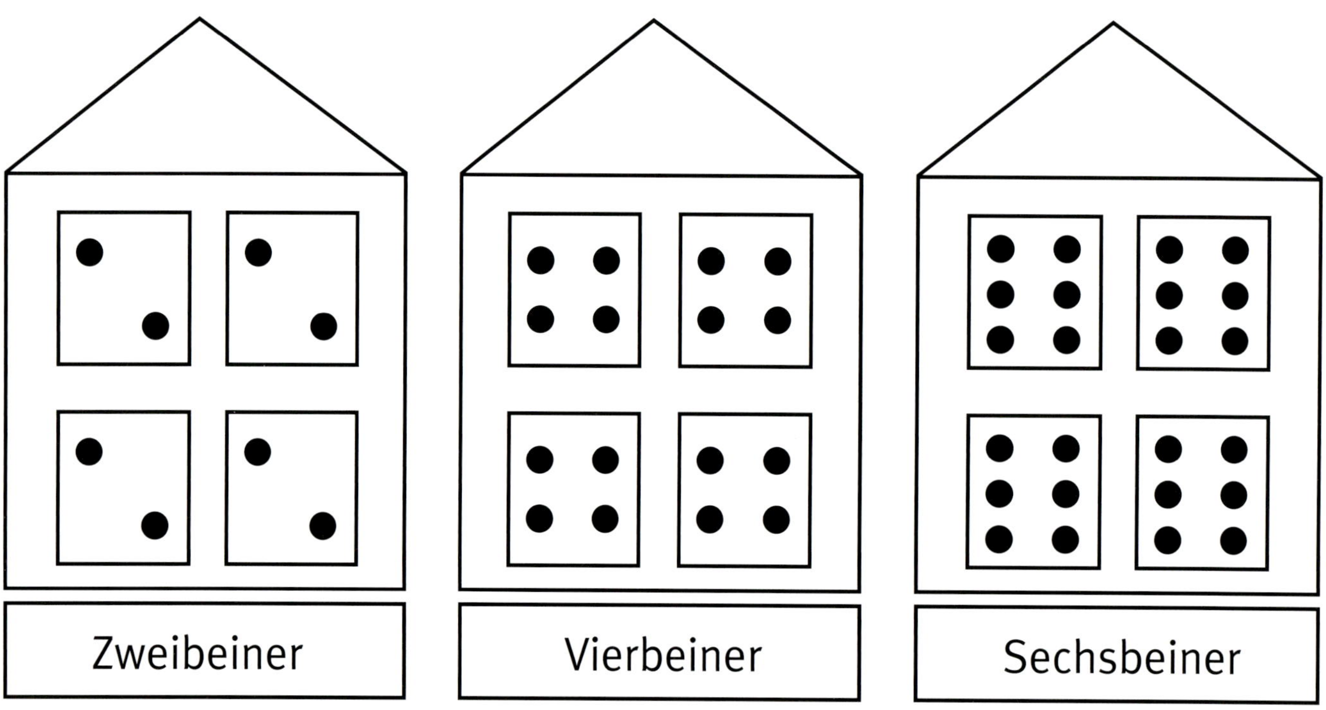

Flusskreuzfahrt – 40. Kalenderwoche

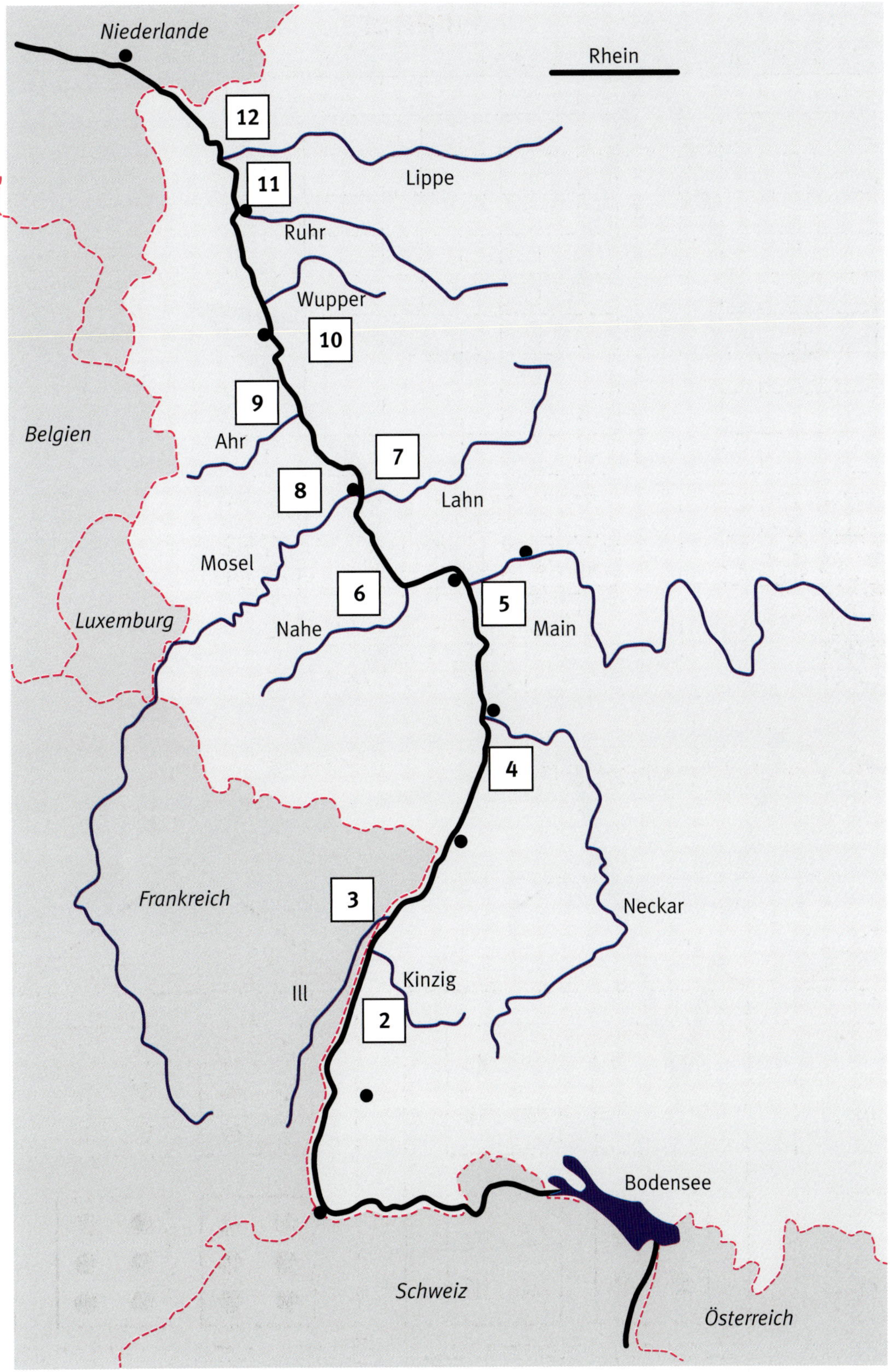

Augenstern – 50. Kalenderwoche